十二指肠腺瘤·癌的诊断

日本《胃与肠》编委会　编著
《胃与肠》翻译委员会　译

辽宁科学技术出版社
·沈阳·

Authorized translation from the Japanese Journal,entitled
胃と腸　第54巻第8号
十二指腸腺腫・癌の診断
ISSN: 0536-2180
編集：「胃と腸」編集委員会
協力：早期胃癌研究会
Published by Igaku-Shoin LTD., Tokyo Copyright © 2019

图书在版编目（CIP）数据

十二指肠腺瘤・癌的诊断 / 日本《胃与肠》编委会编著；《胃与肠》翻译委员会译. — 沈阳：辽宁科学技术出版社，2021.11

ISBN 978-7-5591-2160-8

Ⅰ. ①十… Ⅱ. ①日… ②胃… Ⅲ. ①十二指肠腺—癌—诊断 Ⅳ. ① R735.3

中国版本图书馆 CIP 数据核字（2021）第 155242 号

出版发行：辽宁科学技术出版社
（地址：沈阳市和平区十一纬路25号　邮编：110003）
印 刷 者：辽宁新华印务有限公司
经 销 者：各地新华书店
幅面尺寸：182 mm × 257 mm
印　　张：5.5
字　　数：150千字
出版时间：2021年11月第1版
印刷时间：2021年11月第1次印刷
责任编辑：丁　一
封面设计：袁　舒
版式设计：袁　舒
责任校对：栗　勇

书　　号：ISBN 978-7-5591-2160-8
定　　价：98.00元

编辑电话：024-23284354
E-mail：lkbjlsx@163.com
邮购热线：024-23284502
胃与肠官方微信：15640547725

《胃与肠》编委会（按五十音图排序）

主编 松本 主之

编者

味冈 洋一　新井 富生　入口 阳介　江崎 干宏　小田 丈二　小泽 俊文
小野 裕之　小山 恒男　海崎 泰治　九嶋 亮治　藏原 晃一　小林 广幸
齐藤 裕辅　清水 诚治　菅井 有　竹内 学　田中 信治　长南 明道
长浜 隆司　二村 聪　平泽 大　松田 圭二　八尾 建史　八尾 隆史
山野 泰穗

专家委员会

主任委员

吕　宾　浙江中医药大学附属第一医院消化内科

委员（按姓氏笔画排序）

丁士刚　北京大学第三医院
王邦茂　天津医科大学总医院消化内科
王良静　浙江大学医学院附属第二医院内科
左秀丽　山东大学齐鲁医院
包海标　浙江中医药大学附属第一医院
杜奕奇　海军军医大学附属长海医院
李景南　北京协和医院消化内科
邹多武　上海交通大学医学院附属瑞金医院
沈锡中　复旦大学附属中山医院
张开光　中国科技大学附属第一医院
张国新　江苏省人民医院
陈卫昌　苏州大学附属第一医院
陈胜良　上海仁济医院消化内科
孟立娜　浙江中医药大学附属第一医院消化内科
侯晓华　华中科技大学同济医学院附属协和医院消化内科
祝　荫　南昌大学附属第一医院
黄智铭　温州医科大学附属第一医院
程向东　浙江省肿瘤医院
戴　宁　浙江大学医学院附属邵逸夫医院消化内科

翻译委员会（按姓氏笔画排序）

王　哲　辽宁中医药大学基础医学院
刘　畅　中国医科大学附属盛京医院
刘景峰　辽宁中医药大学国际交流学院
齐琳琳　辽宁中医药大学国际交流学院
李明哲　辽宁中医药大学附属第三医院
柳越冬　辽宁中医药大学附属第三医院
贺　迟　沈阳市肛肠医院
赵　欣　辽宁省卫生健康服务中心
赵　娜　沈阳市第九人民医院
赵　晶　浙江中医药大学附属第一医院

目 录

十二指肠肿瘤的内镜诊断和治疗的趋势

矢作 直久[1]

关键词　浅表型非乳头部十二指肠上皮性肿瘤（SNADET）
内镜诊断　EMR　ESD

[1]慶應義塾大学医学部腫瘍センター低侵襲療法研究開発部門
〒160-8582 東京都新宿区信濃町35

前言

十二指肠肿瘤是比一种比较罕见的疾病，尤其是浅表型非乳头部十二指肠上皮肿瘤（superficial non-ampullary duodenal epithelial tumor，SNADET）占全部消化道肿瘤的1%～2%，另外，如果是癌症的话，大约占所有消化道癌症的0.3%。由于检出率低，不像其他器官那样积累有足够的数据，从而导致各种混乱。过去，由于检出率低，多数被认为是搁置处理也没有问题的良性疾病，所以没有受到太多的关注。但是，近年来被发现的频率明显提高了[1]。虽然疾病的患病率没有变化，但是随着内镜检查的普及，SNADET的存在广为人知，目前还不清楚这是因为观察更仔细了，还是实际患病率的上升。但是，随着*H.pylori*（*Helicobacter pylori*）患病率的降低和饮食西方化，就像Barrett上皮和Barrett腺癌增加一样，不能否认有十二指肠的疾病结构也发生了改变的可能性。

另一方面，关于SNADET，经过多年观察几乎没有变化的有很多，也几乎看不到癌变，因此认为治疗的必要性很低。但是，如果把大量的病例积累起来观察，就会发现肿瘤尺寸越大，癌症发病率就越高。另外，与胃癌和大肠癌不同，一般认为没有由腺瘤转变为浸润癌的病例，但经过观察，也发现了由腺瘤转变为癌的例子，也有在黏膜下层发生浸润（SM浸润）转移的病例。另外，就像以往所说的那样，十二指肠中浸润癌的发生频率相当低，但一旦出现SM浸润，就会出现高频率的淋巴结转移，预后不良的情况也很明显。因此，并不是一生只进行随访就足够了，也可以考虑在侵入性较低的治疗中，利用内镜切除的策略。

内镜诊断的问题点

SNADET的问题之一是定性诊断困难。如前所述，这是由于病例数量少且没有充分的数据积累所致的，但与大肠肿瘤类似的侧方发育型肿瘤（laterally spreading tumor，LST）样的大型肿瘤，在大肠中被认为是良性形态的是癌，明显被认为是癌的却是腺瘤，这与大肠肿瘤的常识有很大的背离。另外，通过窄带成像技术（narrow band imaging，NBI）和丙氨酸染色的扩大观察结果也不能通用于大肠组织培养的诊断，虽然在十二指肠中不断出现特异性的观察结果，但由于病例数较少，目前还没有定论。

另一方面，虽然在很多病例中以病理组织学诊断为目的进行了活检，但正确诊断率只有70%左右，不太可靠[2]。当然，如果增加活检例数，正确诊断率就会提高，但与大肠LST一样，通过活检变成非抬举（non-lifting），对后续的治疗造成障碍的情况不在少数。因此，如果十二指肠是隆起性病变，活检对之后的内镜治疗没有影响；如果被证明是癌症，则除了外科手术或化疗以外，不应该再做活检。

内镜治疗的问题

迄今为止，包括胃和十二指肠的内镜治疗在内，作为“内镜下胃、十二指肠息肉、黏膜切除术”适用于相同的诊疗报酬代码。关于十二指肠内镜黏膜下剥离术（endoscopic submucosal dissection，ESD）也是在 2006 年胃 ESD 被保险纳入的同时被保险纳入的，但十二指肠 ESD 与胃和大肠的 ESD 是完全不同的东西，由于低水平的治疗，接连发生了危及生命的严重偶发症，因此长期以来被视为禁忌。但是，也有如果不能进行内镜治疗，就必须进行侵袭更大的胰头十二指肠切除的病例，这也是作为内镜医生应该尽最大努力和不断挑战的领域。

造成十二指肠内镜下治疗困难的主要原因是，肠镜的可操作性差、肠壁薄，以及局部注射后形成隆起的困难。虽然外观与大肠类似，但即使进行局部注射，由于注射液会沿着 Kerckring 皱襞扩散，因此不能得到良好的隆起，嵌套、切开和剥离等操作都非常困难，发生穿孔的风险也很高。另外，即便切除成功，由于创面暴露在胆汁和胰液中，发生继发出血和迟发性穿孔的风险也很高。当发生迟发性穿孔的情况时，如果处理不及时，可能会导致伴随生命危险的严重偶发症，因此必须采取最大限度的预防措施。在切除创面小的情况下，简单的金属夹封闭就足够了；但随着尺寸的增大，仅靠金属夹就难以封闭了，因此有各种各样的方法被报道出来，目前却还没有确定的标准方法。但是，无论采用哪种方法，只要能准确地缝合或覆盖，偶发症的发生概率就会急剧降低，因此这被认为是 SNADET 的内镜下切除时必需的追加技巧[3]。

内镜治疗的现状和今后的展望

如前所述，虽然仍存在各种问题，但先进的机构已经开始应用内镜治疗。冷圈套息肉切除术（cold snare polypectomy，CSP）对于 1cm 以下的病变的治疗试验也已经开始。对于稍微大一点的滑膜病变，到目前为止，局部注射内镜黏膜切除术（endoscopic mucosal resection，EMR）一直在进行，但是最近不进行局部注射而进行 underwater EMR 的机构越来越多。另一方面，对于更大的病变，欧美正在积极进行分割 EMR，但多分割的情况下，病变的回收和病理组织学的评价会变得困难，而且有残留复发的风险，因此在内镜技术发达的国家常难以接受。当然，ESD 的技术难度非常高，在有限的先进设备中，通过各种各样的努力取得了良好的成绩[4]。

但是，需要 ESD 的大型 SNADET 并不多，这是应该由有充分理论和实际经验的专门机构集中进行治疗的领域。另一方面，对于能够进行 EMR 和 underwater EMR 的病变，需要在地区的核心医院完善实施体制。另外，对于发生频率最高的小病变，如果是冷钳息肉切除术（cold forceps polypectomy，CFP）或 CSP 的话，治疗的风险也很低，所以不应该盲目地重复活检，而是应该从一开始就在各个机构治疗，或者向其他机构介绍。目前，为了查明病理生理和治疗的实际情况，日本消化器官内镜学会的附属研究小组，正在进行信息收集，希望能够为将来如何处理 SNADET 指明一些方向。

参考文献

[1] Goda K, Kikuchi D, Yamamoto Y, et al. Endoscopic diagnosis of superficial non-ampullary duodenal epithelial tumors in Japan：Multicenter case series. Dig Endosc 26(Suppl 2)：23-29, 2014
[2] Kinoshita S, Nishizawa T, Ochiai Y, et al. Accuracy of biopsy for the preoperative diagnosis of superficial nonampullary duodenal adenocarcinoma. Gastrointest Endosc 86：329-332, 2017
[3] Kato M, Ochiai Y, Fukuhara S, et al. Clinical impact of closure of the mucosal defect after duodenal endoscopic submucosal dissection. Gastrointest Endosc 89：87-93, 2019
[4] Yahagi N, Kato M, Ochiai Y, et al. Outcomes of endoscopic resection for superficial duodenal epithelial neoplasia. Gastrointest Endosc 88：676-682, 2018

十二指肠腺瘤和癌的病理组织学诊断标准（草案）

八尾 隆史[1]
津山 翔
赤泽 阳一[2]
上山 浩也

摘要●十二指肠黏膜为正常小肠型黏膜者，经常伴有异位性胃黏膜和胃上皮化生，在十二指肠中发生的肿瘤同时存在于肠型和胃型性状中，因此可以使用和胃一样的病理诊断标准。基于早期病变的观察经验得出病理诊断标准，加上胃上皮性肿瘤的性状表现、细胞增殖动态、基因异常等证据，在此提倡缺乏结构异型的高分化上皮性肿瘤的病理组织学诊断标准（腺瘤和癌的鉴别诊断标准）。

关键词 十二指肠腺瘤　十二指肠癌　胃型性状　小肠型性状　Neoplasia of uncertain malignant potential

[1] 順天堂大学大学院医学研究科人体病理病態学
〒113-8421 東京都文京区本郷2丁目1-1　E-mail : tyao@juntendo.ac.jp
[2] 順天堂大学医学部消化器内科学

序言

随着上消化道内镜检查数量的增加，在日常诊疗中发现表浅性非乳头部十二指肠上皮性肿瘤（superficial non-ampullary duodenal epithelial tumor，SNADET）的机会也增加了，但其内镜诊断和病理组织学的诊断标准尚未确定，临床上的处理方案也成了问题。病理组织学的诊断标准也存在是使用胃癌的标准，还是使用大肠癌的标准的问题，病理学家的诊断有时也不一致。

本文根据以往的经验，对消化道上皮性肿瘤的病理组织学诊断标准进行了整理，提出了具有客观依据的诊断标准。

十二指肠上皮性肿瘤的病理组织学特征

十二指肠黏膜正常为小肠型黏膜，但常伴有异位胃黏膜和胃上皮化生。并且，胃上皮化生的发生被认为与 Brunner 腺的再生有关[1, 2]。已知十二指肠肿瘤不仅有肠型性状，还有胃型性状的肿瘤[3-11]，田边等[11]根据腺瘤的组织发生和黏液性状来大致分类：①肠型；②胃型；③ Brunner 腺型；④未定型。而且，在癌组织中，不仅有显示肠型性状的，还有很多显示胃型性状的[12, 13]。

胃癌的病理组织学诊断标准

在欧美，胃癌的诊断标准非常重视浸润像，通过存在伴随着单细胞化或小胞巢化和纤维增生的间质反应（desmoplastic reaction）来诊断癌。近年来，将结构不规则的组织视为存在浸润，将结构异型性显著的判定为癌。然而，在日本，对于这些未见浸润的高分化上皮性肿瘤，根据细胞像分为癌和腺瘤。即使是明显的浸润癌，在黏膜内肿瘤成分中不显示浸润像的情况也很多，在这种病变活检的组织诊断上，按照欧美的诊断标准可能不能判定为癌。

我们从许多早期胃癌（尤其是黏膜下浸润癌）的病例中发现，即使是未显示浸润像的黏膜内肿瘤成分，如果显示出与黏膜下层浸润癌成

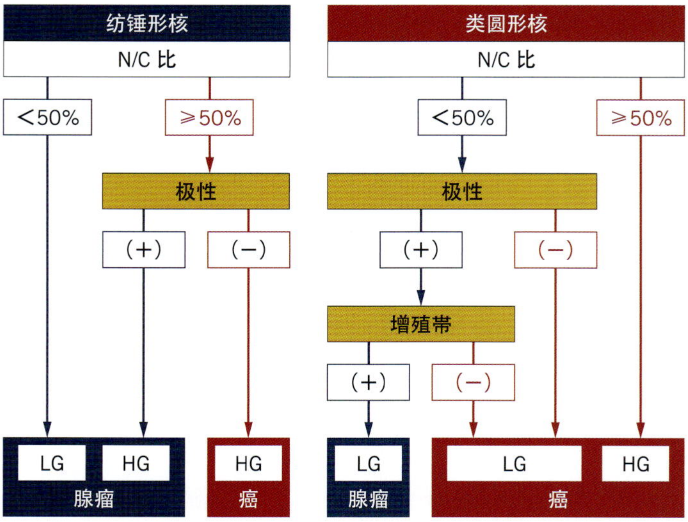

图 1 胃、十二指肠上皮性肿瘤的基本病理组织学诊断流程。
LG：低异型性；HG：高异型性。

分相同的细胞像，则可判定为癌。由此可确立黏膜内癌的病理组织学诊断标准。核呈纺锤形并保持极性的是腺瘤，核呈类圆形且极性紊乱的，通常被用作癌的诊断标准[14，15]。

笔者[16]曾提出肠型（包括胃肠混合型）腺瘤和癌的 HE 染色组织诊断标准。也就是说，核呈纺锤形排列在基底膜侧（保持极性）的是腺瘤，其中 N/C 比在 50% 以下的称为低异型性腺瘤，N/C 比在 50% 以上的称为高异型性腺瘤。那些核是椭圆形到圆形的，不受极性干扰，其中 N/C 比不到 50% 的是低异型性腺癌，N/C 比在 50% 以上的是高异型性腺癌。

根据该诊断标准被判定为腺瘤的，在低异型性者中大多数为肠型，可形成 Ki-67 阳性的增殖带，在高异型性者中不完全肠型占优势，但几乎都可形成增殖带。被判定为癌的，在高异型性者中大部分是不完全肠型，没有增殖带的形成，Ki-67 阳性细胞分布不规则。Minematsu 等[17]也报告了同样的结果。从这些情况可以看出诊断标准的有效性，HE 染色组织像中即使是肠型为主体，也可以认为表现出胃型性状的是癌或是接近癌的病变。

但是，该标准对于低异型性的胃型肿瘤（幽门腺型腺瘤及其相近肿瘤）的诊断还不充分，因此制定了考虑增殖细胞分布（有无增殖带）的诊断方法（**图 1**）。

然后，研究人员所做的进一步分析也显示了腺瘤和癌的 adipophilin 染色性的差异[18]，明确了这是一个渐变而有效的诊断标准。

另外，在对 Group Ⅲ病变（良恶性边界病变）的病例的分析发现，很多癌的例子都表现出胃型性状，显示性状表达对腺瘤和癌的鉴别很重要[19，20]。作为进一步胃型转基因表达的重要性：①黏膜内癌淋巴结转移的病例多是（70% ~ 100%）胃型基因表达[21，22]；②具有胃型性状的高分化腺癌即使是低异型性的，也表现出与晚期癌相同的基因异常[23]；③具有胃型性状的高分化腺癌有向低分化腺癌发展的倾向[24]，胃型性状表现的肿瘤本质上是癌吗？或者至少可以认为它们的特征与癌相似。

考虑到这些证据，笔者[25]制定了一种胃的低异型性高分化上皮性肿瘤的诊断方法。

十二指肠肿瘤的病理组织学诊断标准的提出

如前所述，在十二指肠中，作为肿瘤发生母体的黏膜除了肠型上皮（主要是小肠型）以外，还有胃型上皮（胃上皮化生、异位性胃黏

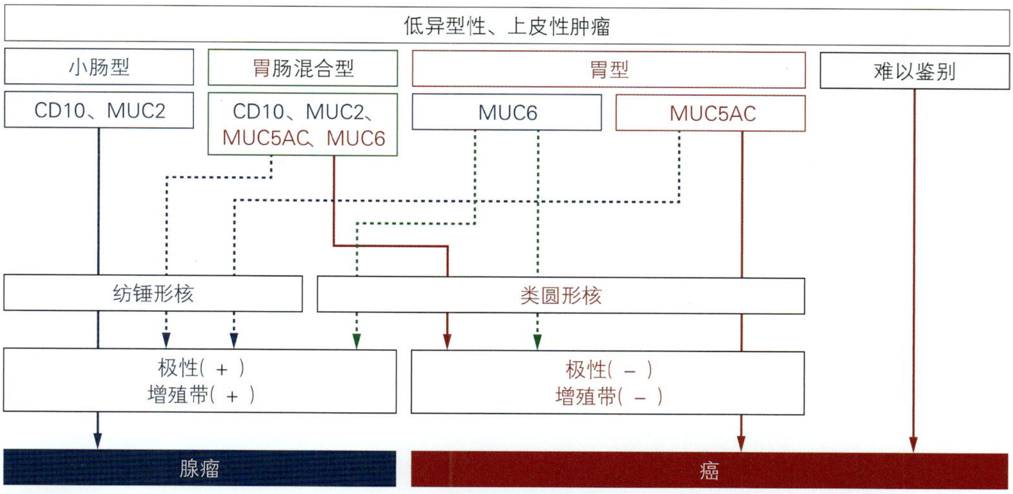

图 2 胃、十二指肠的低异型性、上皮性肿瘤的性状表现和细胞增殖动态的腺瘤和癌的病理组织学诊断流程。实线：common（频率高）；虚线：rare（频率低）。

膜、Brunner 腺），实际发生的肿瘤中有显示肠型或胃型性状的东西，基本上只要使用与胃癌相同的诊断标准就可以了，并提倡使用该标准 [26]。

后来的经验告诉我们，为了能够囊括更多种类的肿瘤，考虑到肿瘤的细胞分化和增殖细胞的分布，进一步提出了修改后的胃、十二指肠低异型性、上皮性肿瘤的诊断流程（**图 2**）。

HE 染色标本诊断中的基本流程如**图 2** 所示，其中高异型性者即便被判定是腺瘤，其处理方法也与癌相同。在临床上，这不是一个大问题，但是在低异型性的情况下，由于是腺瘤还是癌的诊断不同，治疗方法也不同，所以这些鉴别很重要。但是，对低异型性的肿瘤，仅用 HE 染色往往难以鉴别，通过免疫染色确认细胞性状和细胞增殖动态，可以客观地进行判定。

代表性组织图像

以下是一些具有代表性的组织结构图像，但在实际的病例中，不同的异型性和不同的细胞分化成分混合在一起，每个病变的最终诊断要综合局部图像和整体图像来综合判定，不同诊断者也可能会给出不同的诊断。关于病理组织学诊断的实际情况，在本期的座谈会上详细讨论了病变的变化。

1. 小肠型腺瘤（低异型性，图 3）

N/C 比小于 50% 的低异型性上皮肿瘤（**图 3a**）。杯状细胞和 Paneth 细胞（**图 3b**）混合存在，通过免疫染色（方法）也能确认存在 CD10 阳性的刷状缘（**图 3e**），显示具有小肠型分化。Ki-67 阳性细胞在表层附近呈带状分布（形成增殖带）（**图 3d**），是典型的低异型性的小肠型腺瘤的图像。在小肠型肿瘤中，当 N/C 比达到 50% 以上时，核的假多层化更加显著，显示核排列紊乱，则判定为高异型性。另外，即使是小肠型，如果核呈现圆形化和极性紊乱或丧失，则判定为癌。

2. 胃型腺瘤（低异型性，图 4）

为 N/C 比小于 50% 的低异型性的上皮肿瘤。表层由绒毛或呈乳头状构造的类似于腺窝上皮的细胞构成，深部由类似幽门腺（或颈黏液腺）的细胞构成（**图 4a**）。通过免疫染色，表层 MUC5AC 呈阳性（**图 4c**），腺窝上皮分化，深部 MUC6 呈阳性（**图 4d**），幽门腺（或颈黏液腺）分化，Ki-67 阳性细胞在两种成分中间呈带状分布（形成增殖带）（**图 4b**），即显示胃黏膜结构保持正常，因此判定为腺瘤。幽门腺样体腺管部 Ki-67 阳性细胞较少但分布不规则，其所见支持是肿瘤的判断。

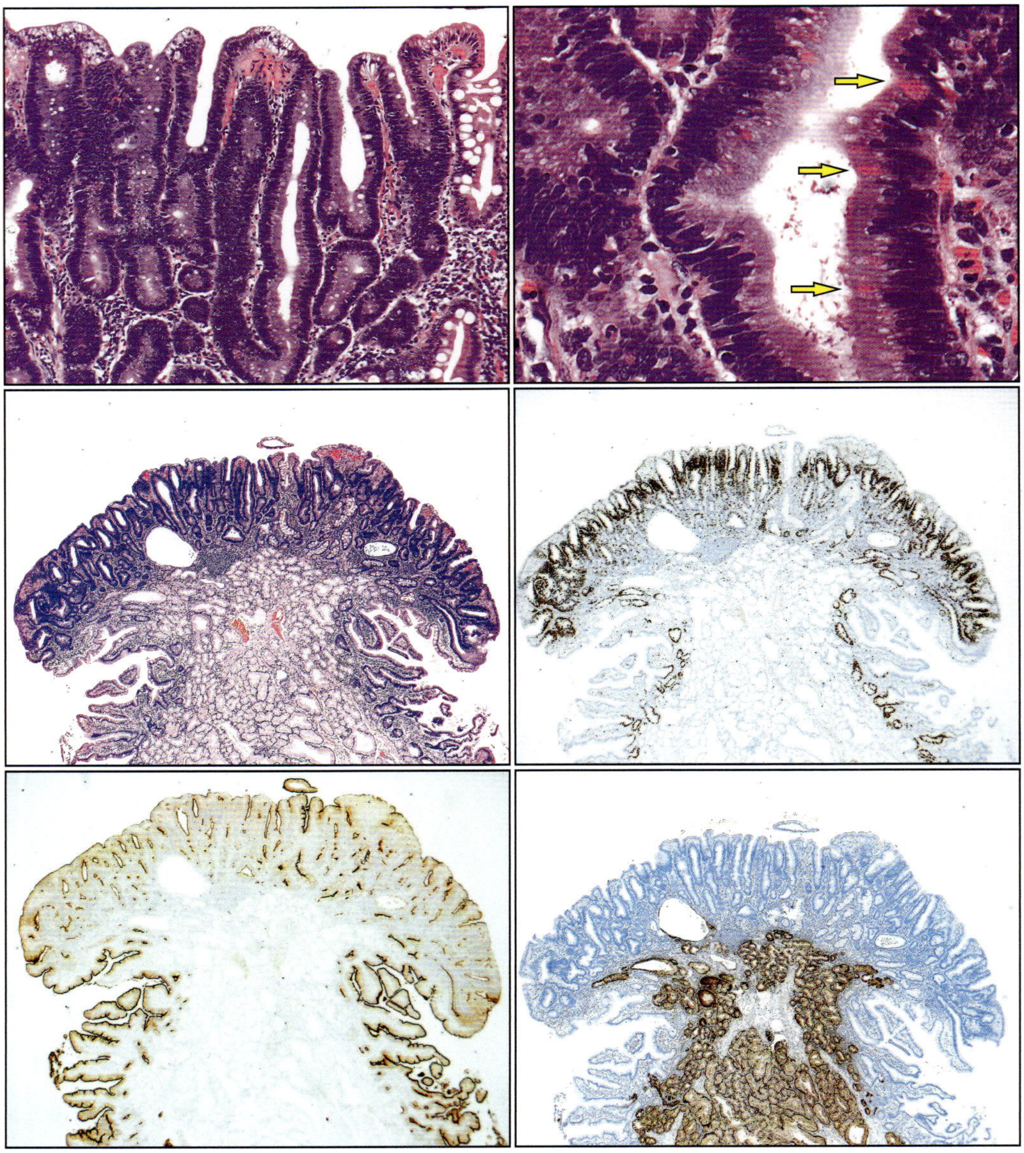

a	b
c	d
e	f

图3 小肠型腺瘤（低异型性）。
a 由结构不规则的异型性腺管增生构成的肿瘤。
b Paneth 细胞混合在一起（黄色箭头）。
c HE 染色弱放大图像。在肿瘤的深部发现非肿瘤性的 Brunner 腺。
d Ki-67 免疫染色。在表层形成增殖带。
e CD10 免疫染色。可见刷状缘。
f MUC6 免疫染色。Brunner 腺呈阳性但肿瘤部位呈阴性。

3. 胃型腺瘤内腺癌（图 5）

表层呈绒毛或乳头状结构，由类似腺窝上皮的细胞构成，深部由类似幽门腺（或颈部黏液腺）的细胞构成，类似于幽门腺型腺瘤（**图 5a**）。不过，具有嗜酸性细胞质的类似壁细胞的细胞也随处可见（**图 5b**）。免疫染色基本也是表层 MUC5AC 呈阳性（**图 5c**），深部为 MUC6 呈阳性（**图 5d**），这与幽门腺型腺瘤相同，但 pepsinogen Ⅰ（**图 5e**）和 proton pump（**图 5f**）也有一部分呈阳性，并伴有胃底腺的分化，也就是所谓的“胃底腺黏膜型”肿瘤，如果是胃的话，也可以判定为“胃底腺黏膜型腺癌，但轻度异型

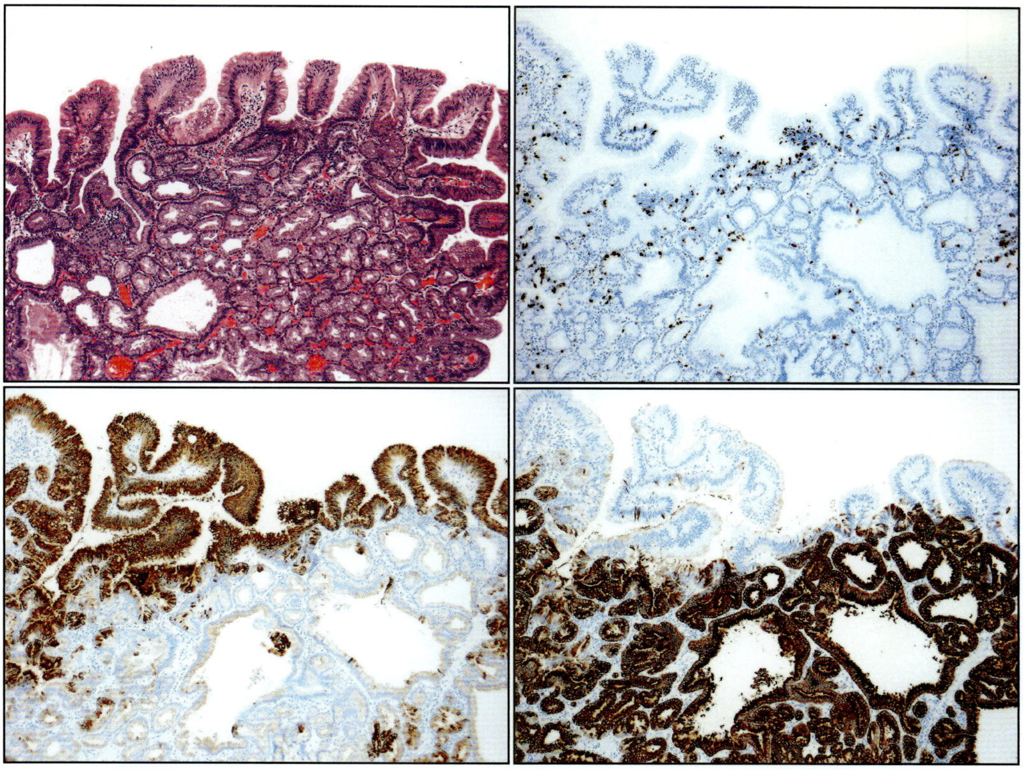

a	b
c	d

图 4 胃型腺瘤（低异型性）。

a 表面是腺窝上皮样细胞，深部是由幽门腺 / 颈部黏液腺样细胞构成的低异型性肿瘤。显示幽门腺型腺瘤图像。

b Ki-67 免疫染色。在表层的腺窝上皮样细胞和幽门腺 / 颈黏液腺样细胞的边界处形成增殖带。

c MUC5AC 免疫染色。表层的腺窝上皮样细胞呈阳性。

d MUC6 免疫染色。深部幽门腺 / 颈黏液腺样细胞呈阳性。

性者则不是明显的癌，笔者认为现在分类为 NUMP（neoplasia of uncertain malignant potential）比较妥当。但是，本肿瘤有着更高的异型性，Ki-67 标识率高的区域也被确认（**图 5g，h**），该部被判定为癌。

结语

虽然十二指肠的 Brunner 腺与胃的幽门腺和颈部黏液腺有发现 MUC6 呈阳性的共同点，但它们不是同一种细胞。另外，由于近位十二指肠癌及胃型性状肿瘤比远位十二指肠多，因此十二指肠中肿瘤发生的特殊性也进入视线。而且，关于显示胃型性状的黏膜内肿瘤向浸润癌的进展还不清楚，笔者对被诊断为癌的肿瘤，避开使用“癌”这一用语，而使用“NUMP”这个词[27]。

目前，虽然十二指肠肿瘤的组织病理学诊断标准有很多种胃肿瘤的标准应用的提倡，但十二指肠肿瘤的临床病理学特征、自然历史和基因异常等解析了十二指肠或胃肿瘤和肿瘤的特殊性的异同；若明确十二指肠肿瘤与胃肿瘤的异同，更适当的诊断标准有必要确立。为此，虽然不够充分，但这次提倡的以一定的诊断基准分类整理，对于诊断基准的修正和确立是有用的。

参考文献

[1] 服部行紀，松原亜季子，関根茂樹，他．十二指腸の腫瘍・腫瘍様病変の病理診断—腫瘍様上皮性病変とそれら由来の腫瘍の病理学的特徴．胃と腸　46:1596-1603, 2011

[2] 九嶋亮治．十二指腸非乳頭部における腫瘍様病変と腫瘍の組織発生．日消誌　115:160-167, 2018

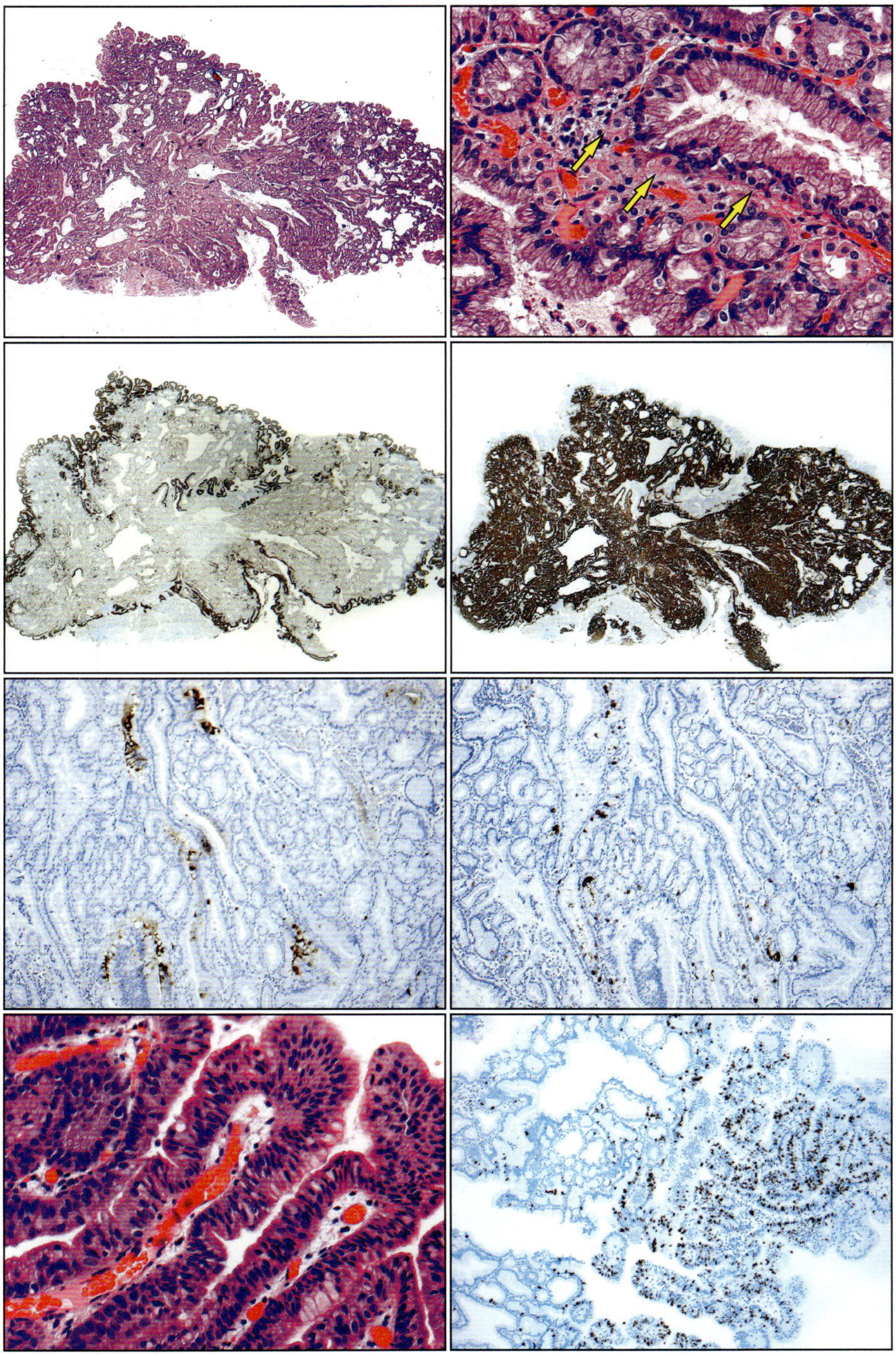

a	b
c	d
e	f
g	h

图5 胃型腺瘤内腺癌。

a HE 染色弱放大图像。幽门腺型腺瘤样的图像。

b 壁细胞样细胞混合（黄色箭头）。

c MUC5AC 免疫染色。表层的腺窝上皮样细胞呈阳性。

d MUC6 免疫染色。深部幽门腺 / 颈黏液腺样细胞呈阳性。

e pepsinogen Ⅰ免疫染色。部分呈阳性。

f proton pump 免疫染色。散见呈阳性细胞。

g 高度异型性的肿瘤成分，被判定为癌。

h Ki-67 免疫染色。癌组织中含有大量呈阳性细胞。

[3] Mitsuishi T, Hamatani S, Hirooka S, et al. Clinicopathological characteristics of duodenal epithelial neoplasms : focus on tumors with a gastric mucin phenotype (pyloric gland-type tumors). PLoS One 12 : e0174985, 2017
[4] Vieth M, Kushima R, Mukaisho K, et al. Immunohistochemical analysis of pyloric gland adenomas using a series of Mucin 2, Mucin 5AC, Mucin 6, CD10, Ki67 and p53. Virchows Arch 457:529-536, 2010
[5] Matsuo Y, Yamamoto H, Sato Y, et al. GNAS-mutated carcinoma arising from gastric foveolar metaplasia in the duodenum after 9 years of observation. Clin J Gastroenterol 11: 391-395, 2018
[6] Niwa A, Kuwano S, Tomita H, et al. The different pathogeneses of sporadic adenoma and adenocarcinoma in non-ampullary lesions of the proximal and distal duodenum. Oncotarget 8:41078-41090, 2017
[7] Matsubara A, Sekine S, Kushima R, et al. Frequent GNAS and KRAS mutations in pyloric gland adenoma of the stomach and duodenum. J Pathol 229:579-587, 2013
[8] Pezhouh MK, Park JY. Gastric pyloric gland adenoma. Arch Pathol Lab Med 139:823-826, 2015
[9] Vieth M, Kushima R, Borchard F, et al. Pyloric gland adenoma : a clinico-pathological analysis of 90 cases. Virchows Arch 442:317-321, 2003
[10] Chen ZM, Scudiere JR, Abraham SC, et al. Pyloric gland adenoma : an entity distinct from gastric foveolar type adenoma. Am J Surg Pathol 33:186-193, 2009
[11] 田邉寛，岩下明德，原岡誠司，他．十二指腸の腫瘍・腫瘍様病変の病理診断—腺腫と癌の診断基準と臨床病理学的特徵．胃と腸 46:1587-1595, 2011
[12] Ushiku T, Arnason T, Fukayama M, et al. Extra-ampullary duodenal adenocarcinoma. Am J Surg Pathol 38:1484-1493, 2014
[13] Minatsuki C, Yamamichi N, Inada KI, et al. Expression of gastric markers is associated with malignant potential of nonampullary duodenal adenocarcinoma. Dig Dis Sci 63: 2617-2625, 2018
[14] 九嶋亮治，服部隆則．増殖動態と分化マーカーからみた胃腺腫と腺癌の鑑別．病理と臨 16:17-23, 1998
[15] 菅井有，幅野渉，上杉憲幸，他．胃腺腫と腫瘍グレードに基づいた分化型粘膜内胃癌の臨床病理学的および分子病理学的解析．胃と腸 47:203-216, 2012
[16] 具嶋亮介，八尾隆史．胃腺腫と分化型腺癌との病理学的鑑別—腸型腺腫．胃と腸 49:1827-1836, 2014
[17] Minematsu H, Saito Y, Kakinoki R, et al. Evaluation of mucin expression patterns in gastric borderline (group III) lesions. J Gastroenterol 41:547-553, 2006
[18] Gushima R, Yao T, Kurisaki-Arakawa A, et al. Expression of adipophilin in gastric epithelial neoplasia is associated with intestinal differentiation and discriminates between adenoma and adenocarcinoma. Virchows Arch 468:169-177, 2016
[19] Kolodziejczyk P, Yao T, Oya M, et al. Long term follow-up study of patients with gastric adenomas with malignant transformation An immunohistochemical and histochemical analysis. Cancer 74:2896-2907, 1994
[20] 渕上忠彦，岩下明德，堺勇二，他．胃良・悪性境界病変 (Group III病変) の長期経過からみた生検診断の問題点．胃と腸 29:153-168, 1994
[21] 大屋正文，八尾隆史，恒吉正澄．胃sm癌の深達度と粘液形質および癌関連遺伝子産物の発現．胃と腸 32: 31-39, 1997
[22] 田邉寛，岩下明德，原岡誠司，他．転移を来した胃粘膜内癌の特徵—病理形態学的な立場から．胃と腸 41: 1119-1129, 2006
[23] 九嶋亮治，向所賢一，塚下しづき，他．胃型分化型早期胃癌の分子生物学的特徵．胃と腸 38:707-721, 2003
[24] 八尾隆史，仲程純，山城雄也，他．胃型形質の低異型度分化型胃癌の頻度と臨床病理学的特徵．胃と腸 53: 9-15, 2018
[25] Yao T, Wada R. Pathology of gastric cancer. *In* Shiotani A (ed).Gastric Cancer : With Special Focus on Studies from Japan. Springer, New York, pp 63-75, 2019
[26] 津山翔，八尾隆史．十二指腸上皮性非乳頭部腫瘍の臨床病理と分子生物学を巡って—臨床病理概論．臨消内科 33:1217-1224, 2018
[27] Hida R, Yamamoto H, Hirahashi M, et al. Duodenal neoplasms of gastric phenotype : an immunohistochemical and genetic study with a practical approach to the classification. Am J Surg Pathol 41:343-353, 2017

Summary

The Histopathological Diagnostic Criteria for Well-differentiated Epithelial Tumors (Distinction between Adenoma and Carcinoma)

Takashi Yao[1], Sho Tsuyama,
Yoichi Akazawa[2], Hiroya Ueyama

The duodenal mucosa a type of small intestine and is accompanied by ectopic gastric mucosa and gastric metaplasia. Duodenal tumors can be of both the intestinal and gastric types. Therefore, histopathologic diagnostic criteria similar to those for the stomach can be used for duodenal tumors. In addition to experience based on observation of early lesions, these criteria have been derived from evidence from a follow-up study, analysis of cell kinetics, genetic events, etc. The histopathological diagnostic criteria for well-differentiated epithelial tumors (distinction between adenoma and carcinoma) have been proposed here.

[1] Department of Human Pathology, Juntendo University Graduate School of Medicine, Tokyo
[2] Department of Gastroenterology, Juntendo University School of Medicine, Tokyo

十二指肠非乳头部癌的病理组织学特征和恶性度评价

牛久 哲男[1]
加藤 萌
山泽 翔
牛久 绫

摘要●对 36 例十二指肠非乳头部癌进行了临床病理学评价，特别研究了黏液性状的意义和早期癌的恶性因子。胃型性状癌发生在十二指肠近位侧，与肠型性状癌相比，早期癌的比例更高。在 17 例早期癌中，淋巴结转移阳性的例子仅是胃型性状 SM 癌中的 1 例。另外，显示了血管浸润和未分化型组织像的早期癌 4 例都是胃型性状 SM 癌。虽然是对有限数量的病例进行研究，但是揭示了胃型性状与高度恶性有相关性。另外，在 30% 的肠型、肠型优势混合型晚期癌中发现了 MLH1 的缺失。因此，更容易适应免疫检查点抑制剂的治疗。

关键词　**十二指肠非乳头部癌　黏液性状　早期癌　不匹配的修复异常**

[1] 東京大学大学院医学系研究科人体病理学·病理診断学分野
〒113-0033 東京都文京区本郷7丁目3-1　E-mail : usikut-tky@umin.ac.jp

序言

原发性十二指肠癌是除乳头部癌以外的罕见疾病，属于罕见癌。因此，关于十二指肠非乳头部癌的临床病理学特征，在很多教科书中都没有充分的记载，WHO 分类里也在“Tumours of the Small Intestine”一章中将空肠和回肠癌一并进行了处理。但从近年的报告来看，与空肠、回肠癌不同，十二指肠非乳头部癌具有特有的病理组织学特征，应该作为独立的项目。

本主题以自检病例的解析结果为基础，探讨十二指肠非乳头部癌的病理组织学特征。特别是对早期癌（M 癌、SM 癌）的恶性程度评估，在探讨内镜切除、局部切除的适应标准时非常重要，将结合文献进行探讨。另外，在晚期的病例中，分子靶向药物治疗的重要性越来越高，笔者还想谈谈与之相关的十二指肠非乳头部癌的遗传因子异常。

对象和方法

1. 对象

选择了 2000—2018 年在医院通过外科手术或内镜下切除了十二指肠非乳头部原发腺癌 36 例作为研究对象。排除了围绕乳头部的病变和胰腺浸润较重且不能排除胰腺原发病可能性的病变。

2. 临床病理学评价

统计了患者年龄、性别、癌变部位（球部、降部、水平部、升部）、癌组织的最大直径、肉眼分型。在病理组织学上，对组织型、浸润深度、淋巴管浸润、静脉浸润进行了评价。

3. 免疫组织化学评价

为了评估黏液性状，对各病变的代表性切

表1 黏液性状与临床病理学因子的关系

所见	胃型和胃型优势混合型	肠型和肠型优势混合型
症例数	18	13
年龄	35～80（平均65）岁	43～85（平均62）岁
性别（男:女）	13:5	7:6
发生部位*		
十二指肠球部至降部	18（100%）	9（69.2%）
十二指肠水平部至升部	0	4（30.8%）
深达度**		
早期癌	13（72.2%）	3（23.1%）
进行癌	5（27.8%）	10（76.9%）
肿瘤直径（平均值）	7～72（32)mm	9～75（39)mm
组织分型		
分化型	17（94.4%）	12（92.3%）
未分化型	1（ 5.6%）	1（ 7.7%）
淋巴管浸润	5（27.8%）	2（15.4%）
静脉浸润	8（44.4%）	7（53.8%）
淋巴结转移	4（22.2%）	2（15.4%）
MLH1 缺损	0	3（23.1%）

*：P=0.023；**：P=0.011（Fisher 精确检查）。

片，进行了肠型性状标记物（MUC2、CD10）和胃型性状标记物（MUC5AC、MUC6）的免疫组织化学研究。各标记物在10%以上的癌细胞中呈阳性时，其性状为阳性，分为肠型、胃型、胃肠混合型、无性状型4种。胃肠混合型又分为肠型优势混合型和胃型优势混合型。另外，作为失配修复异常的检索，还对MLH1有无缺损进行了评价。

结果

1. 临床资料

患者年龄为35～85岁（平均65岁），男女比例为2:1（男24，女12）。包括早期癌17例（M癌9例，SM癌8例），晚期癌19例。发生部位为降部19例（52.8%），球部13例（36.1%），近位侧发生占大部分，水平部3例（8.3%），升部仅1例（2.8%）。

切除方法为外科手术切除22例（胰头十二指肠切除术19例，十二指肠部分切除术3例），内镜下切除14例［EMR（endoscopic mucosal resection）8例，ESD（endoscopic submucosal dissection）5例，polypectomy 1例］。1例为Lynch综合征。家族性大肠腺瘤症（familial adenomatous polyposis，FAP）、Peutz-Jeghers综合征等息肉症病例、Crohn综合征病例未包括在内。

2. 内镜图像

晚期癌（19例）大部分显示为2型（15例，78.9%）的肉眼观图像，3型为3例（15.8%），1型为1例（5.3%），未发现4型病变病例。

早期癌（17例）主要形成隆起性病变，其中0-Ⅰp型2例，0-Ⅰsp型7例，0-Ⅰs型2例，0-Ⅱa型4例，凹陷性病变（0-Ⅱc型）只有2例。

3. 黏液性状和临床病理学特征

免疫染色的黏液性状为胃型16例，肠型11例，胃肠混合型4例（胃型占优势2例，肠型占优势2例），无性状型2例。由于染色性不良等原因排除了3例。

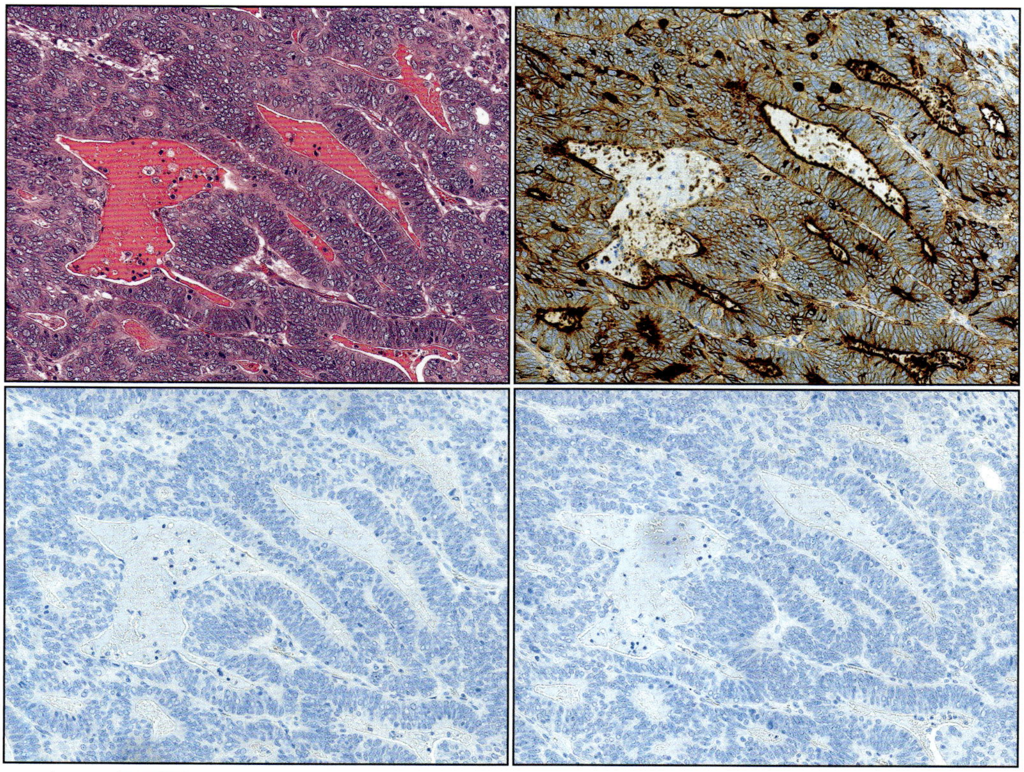

a | b
c | d

图1 肠型性状的十二指肠非乳头部癌。
a 与大肠癌类似的分化型腺癌。显示出核的高圆柱状肿瘤细胞呈管状增殖。
b 肠型性状标志物 CD10 呈阳性。
c,d 胃型性状标志物 MUC5AC（**c**）、MUC6（**d**）呈阴性。

胃型和胃型占优势的混合型 18 例，肠型和肠型占优势的混合型 13 例的临床病理学观察的比较在**表 1** 中展示。年龄、性别无显著差异，但发生部位有明显差异。胃型、胃型占优势的混合型全都发生在十二指肠球部至降部，特别是在十二指肠乳头附近。另一方面，肠型和肠型占优势的混合型中约 1/3 发生在十二指肠水平部至升部（$P=0.023$）。另外，在浸润深度方面，胃型和胃型占优势的混合型与肠型和肠型占优势的混合型相比，早期癌的比例显著增高（72.2% vs. 23.1%，$P=0.011$）。

组织类型方面，两组除 1 例外均为分化型癌，这是其特征，显示出胃癌和大肠癌中 tub1、tub2、pap 的组织结构。典型的肠型和肠型占优势的混合型由有较大且呈纺锤形核的高圆柱状细胞组成，呈现出大且不整齐的管状、筛状结构，内腔常可见 debris，与大肠癌类似（**图 1**）。胃型、胃型占优势的混合型与肠型、肠型占优势的混合型相比，核更圆，细胞长度稍短，常呈乳头状结构，这是其特征，细胞质嗜酸性较强的例子也很多（**图 2**）。

在未分化型的例子中，胃型、胃型占优势的混合型的 1 例是小胞巢状、索状或孤立性浸润的非实性低分化腺癌。肠型、肠型占优势的混合型的 1 例是富含淋巴球浸润的髓状增殖的髓状癌。后者是 MLH1 缺损，后者表现出 MLH1 缺陷，考虑是 MSI（microsatellite instability，MSI）癌。

包括 1 例 Lynch 综合征在内，共有 3 例被认定为 MLH1 缺损，均为肠型和肠型占优势的混合型。两组之间的血管浸润和淋巴结转移频率没有显著差异。

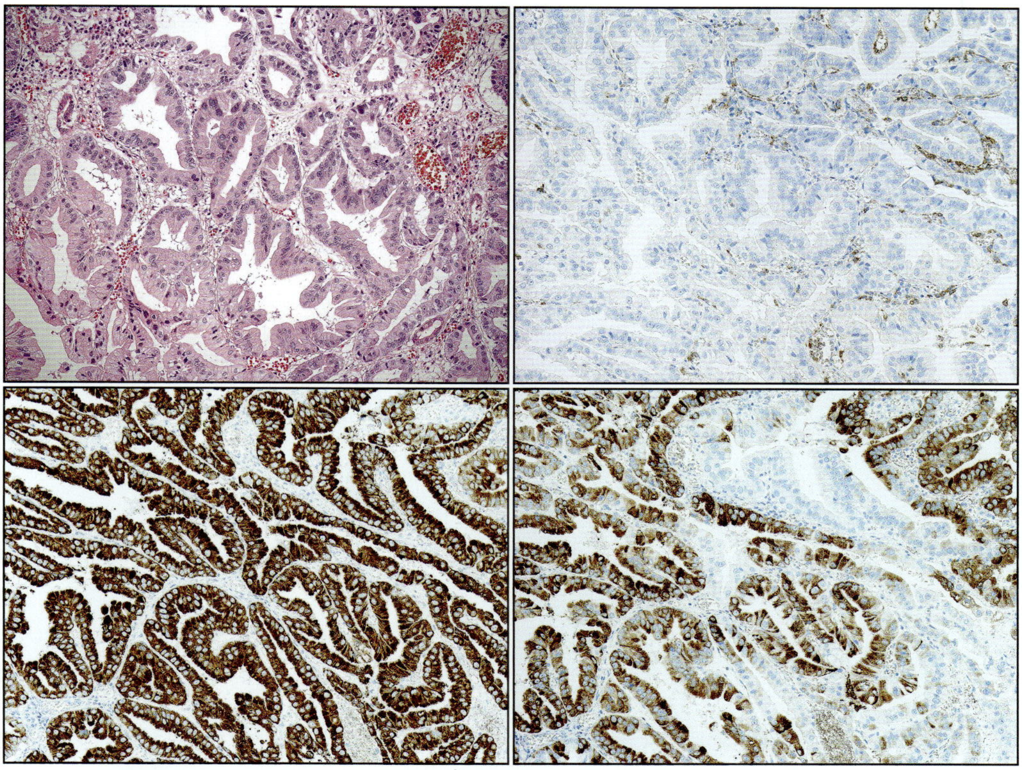

a	b
c	d

图2 胃型性状的十二指肠非乳头部癌。
a 与肠型细胞相比，核由呈类圆形的胃型细胞组成，有时还可以看到乳头状结构。
b 肠型性状标记 CD10（**b**）和 MUC2 呈阴性。
c,d 胃型性状标记物 MUC5AC（**c**）和 MUC6（**d**）呈阳性。

4. 早期癌的恶性程度相关因子

在胃和大肠的早期癌中，作为淋巴结转移风险因子，代表性的有浸润深度、未分化型组织像、淋巴管浸润、静脉浸润。针对此次的 17 例早期癌，对这些因素进行了探讨。

首先，在此次观察对象的早期癌病例中，淋巴结转移阳性病例只有 1 例，占全部早期癌的 5.9%（1/17），占 SM 癌的 12.5%（1/8）。本例为 33mm × 16mm × 15mm 息肉（0– Ⅰp 型）病变，是一种以 Brunner 腺过度形成为背景发生的表现胃型性状的管状乳头状结构的分化型腺癌（**图3**）。癌组织局限在息肉头部，表面形成凹陷，黏膜肌板错综复杂，从表面浸润到 8mm 深度。淋巴管浸润、静脉浸润均为阳性，切除的 61 个淋巴结中有 1 个存在转移。

包括本例在内，早期癌病例中被认定为有淋巴管浸润、静脉浸润的有 4 例（23.5%），均为具有胃型性状的 SM 癌。早期癌中仅有 1 例未分化型癌，也是这 4 例中的 1 例，静脉浸润、淋巴管浸润均为阳性（**图4**）。

随访的早期癌病例为 16 例，切除后随访期为 7 ~ 118 个月（平均 61 个月，中位数为 87 个月），其间未发现 1 例局部复发和转移。

讨论

1. 十二指肠非乳头部癌的临床病理学特征

十二指肠非乳头部发生的癌症中，分化型腺癌占了大多数，主要有肠型性状和胃型性状。前者发生在整个十二指肠，后者发生在乳头附近，这与之前的报告一致。这反映了十二指肠不同部位的构成细胞的差异，由于小肠型上皮存在于整个十二指肠，所以肠型的腺瘤和腺癌发生于

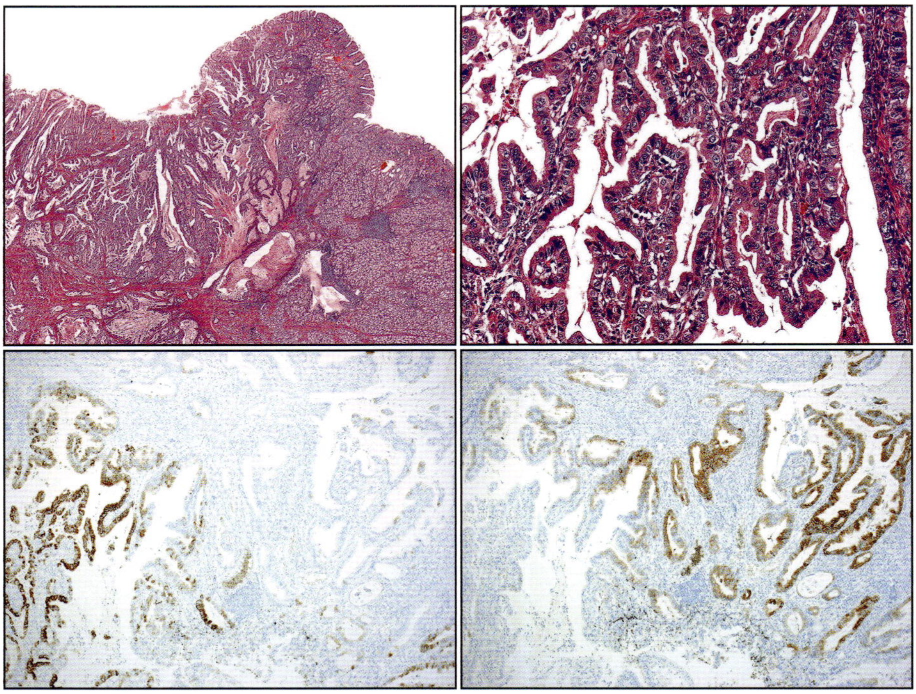

a b
c d

图3 淋巴结转移阳性的早期癌。
a 癌局限于息肉的头部，表面形成凹陷，周围同时存在 Brunner 腺过度形成。
b 强放大像。呈管状乳头状结构的分化型腺癌。
c,d 胃型性状标记物 MUC5AC（**c**）和 MUC6（**d**）呈阳性。

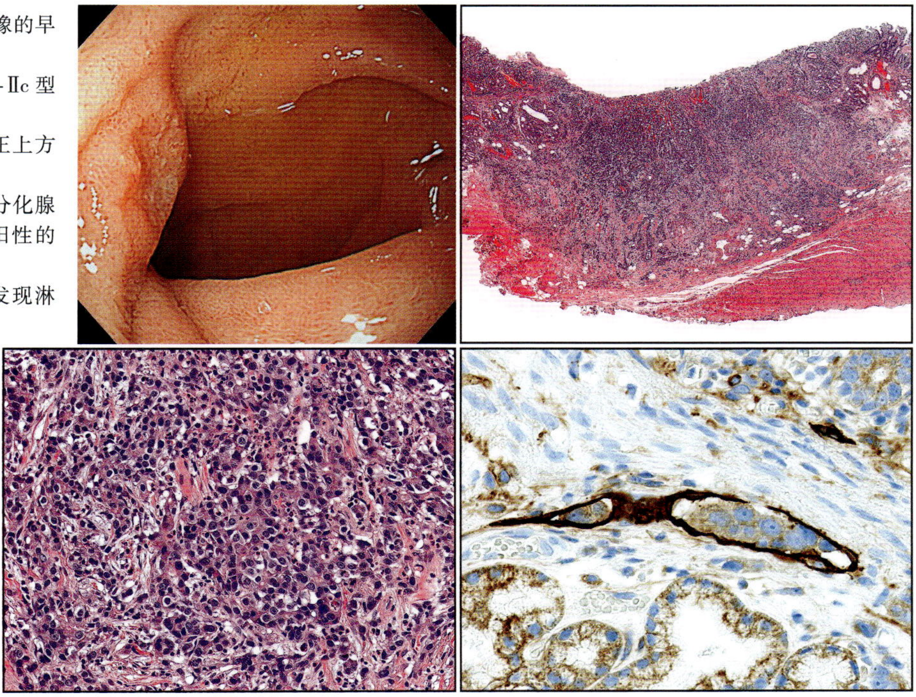

图4 显示低分化型组织像的早期癌。
a 内镜图像。11mm 大的 0–Ⅱc 型病变。
b 放大图像。固有肌层的正上方显示 SM 浸润。
c 没有显示腺腔形成的低分化腺癌。只有 MUC5AC 部分呈阳性的胃型性状癌。
d D2-40 免疫染色在多处发现淋巴管浸润。

a b
c d

整个十二指肠。另一方面，在近位侧存在十二指肠特有的 Brunner 腺，并且经常产生胃型的上皮化生和异质性胃黏膜，因此这个部位容易发生胃型的腺瘤和腺癌。肠型肿瘤和大肠一样存在 adenoma-carcinoma sequence，而 FAP 则会发生这种肠型腺癌。在胃型中，胃腺窝上皮化生 / 异质性胃黏膜、胃型腺瘤、胃型腺癌共同存在 GNAS 和 KRAS 的变异，至少胃型肿瘤的一部分存在这种多阶段的癌变途径[1]。

胃型性状癌的早期癌频率明显高于肠型性状癌，这可能是因为上消化道内镜检查中十二指肠近位侧被观察到的机会较多。好发于近位侧的胃型性状癌通过内镜筛查比较容易被早期发现，而发生于远位侧的有症状的肠型性状晚期癌容易被发现。

2. 早期癌的恶性程度因子

关于十二指肠早期癌的完整报告很少，因此没有像胃癌和大肠癌那样作为内镜治疗的适应标准依据的数据积累。本次研究发现，在胃和大肠的早期癌中，重要的病理组织学淋巴结转移风险因子的脉管浸润和未分化型组织像都是胃型性状的 SM 癌。本研究的病例数有限，不能下结论，但在十二指肠非乳头部的早期癌中，胃型性状比肠型性状更有可能是淋巴结转移的高风险因子。Minatsuki 等[2, 3]在十二指肠早期癌的研究中报告，胃型性状表现的病例 SM 浸润频率显著高。另外，胃型性状的表现在癌中比腺瘤高，在腺瘤中与低异型度腺瘤相比，高异型度腺瘤的发病率更高。在笔者[4]过去的进展癌生存分析中，胃型性状癌与肠型性状癌相比，患者预后不良。由此可见，胃型性状与十二指肠非乳头部癌的高恶性程度有关。今后，在早期癌中，除组织型、浸润距离、淋巴管浸润、静脉浸润和肿瘤直径外，还需要针对包括肠型、胃型黏液性状在内的因子，明确大规模队列中的淋巴结转移风险。

3. 基因异常和分子靶向药物

目前，针对十二指肠非乳头部癌的分子靶向药物中，有针对 MSI 癌的免疫检查点抑制剂。据报道，小肠癌中 MSI 癌的占比为 12% ~35%[5-8]，与胃癌和大肠癌一样，比较容易进行治疗。在此次研究中，在癌变的 15.8%（3/19），肠型和肠型占优势的混合型的 30%（3/10）中发现了 MLH1 缺损。这些被认为是 MSI 癌，1 例是 Lynch 综合征。如前所述，其中 1 例显示了髓样癌的影像，并发现了部分黏液癌成分，具有与 MSI 大肠癌共同的组织学特征。对于标准治疗困难的晚期癌病例，应积极研究作为辅助诊断的 MSI 试验。

另外，在小肠癌中，ERBB2/HER2 基因异常的概率为 9.5% ~12%，这被认为是比较高的概率，特别是在十二指肠癌中异常的概率更高，与胃癌不同，相比 ERBB2/HER2 基因的扩增，活化型变异的频率更高[7, 9]。ERBB2/HER2 基因异常也有望成为十二指肠非乳头部癌的治疗靶点。

结语

十二指肠非乳头部癌是一种罕见的癌，至今尚未有充分研究，早期癌的淋巴结转移风险因子和内镜治疗的适应标准尚未确立。另外，对于晚期癌，标准治疗和有效的分子靶向药物治疗也没有充分的有效证据。目前，十二指肠非乳头部癌的治疗指南正在以现有的知识为基础来制定中，今后进一步的病例积累和研究的推进是一大课题，也是值得期待的有发展的领域。特别是在组织病理学方面的研究还有不少数据不充分，但这次的研究从非十二指肠乳头部癌，主要是肠型性状和胃型性状两种入手，证明了其成因不同，基因组异常及淋巴结转移风险等生物学行为可能存在差异。今后有必要进行包括这种病理组织学因素在内的临床研究。

参考文献

[1] Matsubara A, Ogawa R, Suzuki H, et al. Activating GNAS and KRAS mutations in gastric foveolar metaplasia, gastric heterotopia, and adenocarcinoma of the duodenum. Br J Cancer 112：1398-1404, 2015
[2] Minatsuki C, Yamamichi N, Inada KI, et al. Expression of gastric markers is associated with malignant potential of nonampullary duodenal adenocarcinoma. Dig Dis Sci 63：2617-2625, 2018
[3] Mitsuishi T, Hamatani S, Hirooka S, et al. Clinicopathological characteristics of duodenal epithelial neoplasms：Focus on tumors with a gastric mucin phenotype（pyloric gland-type tumors）. PLoS One 12：e0174985, 2017
[4] Ushiku T, Arnason T, Fukayama M, et al. Extra-ampullary duodenal adenocarcinoma. Am J Surg Pathol 38：1484-1493, 2014
[5] Fu T, Pappou EP, Guzzetta AA, et al. CpG island methylator phenotype-positive tumors in the absence of MLH1 methylation constitute a distinct subset of duodenal adenocarcinomas and are associated with poor prognosis. Clin Cancer Res 18：4743-4752, 2012
[6] Kumagai R, Kohashi K, Takahashi S, et al. Mucinous phenotype and CD10 expression of primary adenocarcinoma of the small intestine. World J Gastroenterol 21：2700-2710, 2015
[7] Laforest A, Aparicio T, Zaanan A, et al. ERBB2 gene as a po-

tential therapeutic target in small bowel adenocarcinoma. Eur J Cancer 50:1740–1746, 2014
[8] Overman MJ, Pozadzides J, Kopetz S, et al. Immunophenotype and molecular characterisation of adenocarcinoma of the small intestine. Br J Cancer 102:144–150, 2010
[9] Schrock AB, Devoe CE, McWilliams R, et al. Genomic profiling of small–bowel adenocarcinoma. JAMA Oncol 3:1546–1553, 2017

Summary

Histopathological Features Associated with Aggressive Behavior in Extra-ampullary

Tetsuo Ushiku[1], Moe Kato,
Sho Yamazawa, Aya Shinozaki-Ushiku

We conducted a retrospective analysis of 36 extra-ampullary duodenal adenocarcinomas with a special focus on mucin phenotype as well as risk factors of nodal metastasis in early cancer. Tumors with gastric phenotype were located in the proximal duodenum and were more frequently detected as early cancer than those with intestinal phenotype. Gastric phenotype had a higher likelihood of being associated with aggressive phenotype in early cancer because all tumors with lymphovascular invasion ($n=4$), undifferentiated histology ($n=1$), or positive lymph nodes ($n=1$) exhibited gastric phenotype. The results also showed a relatively high incidence of mismatch repair deficiency, particularly in tumors with intestinal phenotype. This suggests the need for an MSI test to provide patients with optimal treatment options including a checkpoint inhibitor.

[1]Department of Pathology, Graduate School of Medicine, the University of Tokyo, Tokyo

十二指肠非乳头部上皮性肿瘤和肿瘤样病变的内镜观察

——包括内镜的鉴别诊断

平田 敬[1]
藏原 晃一
大城 由美[2]
八板 弘树[1]
浦冈 尚平
吉田 雄一朗
和智 博信
松场 瞳
山元 英崇[3]

摘要●以笔者所在科室病理组织学上确定诊断的十二指肠浅表性上皮肿瘤（NET除外）的52例患者共54处病变以及肿瘤样病变的18例患者共18处病变为研究对象，追溯研究了其临床特征。上皮性肿瘤组为黏液性状肠型肿瘤的17例患者共17处病变（腺瘤15处，腺癌2处），胃肠混合性肿瘤8例患者共8处病变（腺瘤5处，腺癌3处），胃型肿瘤27例患者共29处病变（腺瘤12处，NUMP15处，腺癌2处）。肠型肿瘤及胃肠混合型肿瘤的25例中21例（84.0%）伴有白化。胃型肿瘤的肉眼型SMT样隆起为29处病变中的17处（58.6%），0–Ⅰ型病变为10例（34.5%）。胃型腺瘤和NUMP过半数的病例胃腺窝上皮区域表面病变呈片状。肿瘤样病变为Brunner腺过度形成及错构瘤为7例，腺窝上皮型过度增生形成息肉7例，诊断出了Peutz–Jeghers型息肉4例。Brunner腺过度形成及错构瘤的7例中4例呈SMT形式，5例表层伴有胃腺窝上皮化生。在十二指肠的内镜检查中，着眼于肠型肿瘤的白化对病变的筛查是有用的，关于胃型肿瘤，关注伴随平面状胃腺窝上皮样区域的孤立性隆起，可能对诊断有用。胃型肿瘤和呈现胃型形态的肿瘤样病变的内镜鉴别不容易，但由于隆起的病变多，术前活检的纤维化问题较少，另外，术前活检的正确诊断率也比较高，笔者认为结合活检和病理组织学评估来鉴别两者是有用的。

关键词　十二指肠非乳头肿瘤　十二指肠上皮性肿瘤　胃肿瘤　肿瘤病变　内镜检查

[1]松山赤十字病院胃腸センター　〒790-8524松山市文京町1
E-mail : t.hirata@matsuyama.jrc.or.jp
[2]同　病理診断科
[3]九州大学大学院医学研究院形態機能病理学

前言

随着内镜检查对上消化道筛查检查的普及，近年来有关十二指肠非乳头部上皮肿瘤的报道，特别是有关十二指肠腺瘤和腺癌的报道越来越多，以微创治疗为前提的早期诊断的必要性日益提高。十二指肠腺瘤/腺癌大致可分为两种，即源自小肠上皮的根据腺瘤–癌序列说明的肠型形质主体的管状腺瘤/癌（肠肿瘤），和由异位胃上皮组成的肿瘤样病变（源自Brunner腺增生/

表 1 黏液性状的分类

		MUC5AC 或 MUC6	
		（−）	（+）
CD10（+）		肠型	
CD10（−）	MUC2（+）	胃肠混合型	
	MUC2（−）	无法分类型	胃型

错构瘤、异位胃黏膜、隐窝上皮增生性息肉等）由来的管状腺瘤 / 癌（胃肿瘤）。报道中大多数是肠型肿瘤，很少有胃型肿瘤的报道。因此，胃型肿瘤（胃窝上皮型、Brunner 腺 / 幽门腺型、胃底腺型等）的内镜检查结果尚无明确标准。另外，因为它伴随着白化，不像在早期小病变的状态下可以内镜检出和诊断的肠腺瘤那样，胃肿瘤的初始图像仍然是未知的，并且肿瘤样病变的前体病变也还不清楚在内镜下能否鉴别。

另一方面，近年来，已经证实十二指肠的胃腺窝上皮化和异位性胃黏膜的一部分是胃腺癌的前体病变 [1]，并且由 Brunner 腺增生 / 错构瘤导致的胃型腺癌的合并症 [2, 3]、Peutz–Jeghers 型息肉和异位胰腺腺癌的合并症也有报道 [4]，而肿瘤样病变作为胃肿瘤或是腺癌的发生部位，也引起了人们的注意。

在这项研究中，笔者以明确十二指肠上皮肿瘤与肿瘤样病变的内镜检查结果及其鉴别诊断为目的，以经病理组织学证实的浅表十二指肠非乳头部上皮肿瘤为对象，根据黏液性状将上皮性肿瘤分为肠型、胃肠混合型和胃型，并回顾性检查了其临床和内镜图像。关于肿瘤样病变，在先前报道的文献 [5] 基础上增加了最近的自检病例。报告如下。

对象和方法

受试者均患十二指肠浅表非乳头部上皮肿瘤，并经笔者所在科室内镜或手术切除标本或活检组织学诊断为肿瘤样病变。关于上皮肿瘤，除了神经内分泌肿瘤（NET）以外，还针对腺瘤和癌。肿瘤样病变主要针对 Brunner 腺增生 / 错构瘤、凹陷性上皮增生性息肉、Peutz–Jeghers 息肉、异位性胃黏膜和异位性胰腺作为对象。

研究 1　十二指肠上皮性肿瘤的研究

笔者回顾性分析了在 2007 年 3 月至 2019 年 2 月的 12 年中，所在科室通过内镜检查或手术切除的标本检查被诊断为组织病理学表面性十二指肠非乳头部上皮肿瘤（不包括 NET）病例的临床和内镜检查结果。

关于黏液性状，根据八尾等的报告 [6]，在当时情况下，总共进行了 4 种使用胃型标志物（MUC5AC、MUC6）和肠型标志物（MUC2、CD10）的免疫组织化学染色。根据标记物的表达结果，将它们分为胃型（仅表达胃型标记物）、胃肠混合型（同时表达胃型和肠型标记物）和肠型（仅表达肠型标记物）（**表 1**）。在这些性状判断中，在显微镜下半定量地计算了肿瘤中各种标记物阳性的细胞数的比例，并且当约 10% 或更多比例的细胞为阳性时，则该性状判断为阳性。

另外肠肿瘤和混合性胃肠道肿瘤分为腺瘤和腺癌，胃肿瘤分为腺瘤、NUMP（恶性趋势不确定的肿瘤）和腺癌 3 种 [7]。

研究 2　十二指肠肿瘤样病变的研究

笔者分析了从 2007 年 3 月至 2019 年 2 月的 12 年间，所在科室内镜检查切除标本，以 Brunner 腺增生 / 错构瘤、腺上皮增生性息肉或回顾性检查诊断为 Peutz–Jeghers 型息肉的患者的临床和内镜检查结果为研究对象。

此外，由于未发现异位性胃黏膜和异位性胰腺的内镜切除病例，因此在 2014 年 3 月至 2019 年 2 月这 5 年期间，笔者所在科室收集了内镜活检标本。对象是经组织病理学诊断为异位胃黏膜和异位胰腺的受试者。

在研究 1 和研究 2 中，根据木村 – 竹本分类 [8] 评估了内镜下胃黏膜萎缩的程度，并且在从胃体到胃角的胃窦中发现了正常的、无萎缩的黏膜。确认 RAC（收集小静脉的规则安排）后，判断其为内镜下未感染幽门螺杆菌（幽门螺杆菌）[9, 10]。幽门螺杆菌感染的诊断通过显微镜检查、血清抗体法、尿素呼气试验、粪便抗原法、内镜下萎缩和背景黏膜组织学检查（定点活检）中的一种或多种进行。组合起来确定幽门螺杆菌的感染状况（现症感染、既往感染、未感染）。另外，要检查的病变部位，形态和组织病理学发现的描述符合“胃癌处理规定第 15 版”[11] 和“结肠癌处理规定第 8 版”[12]。

结果

1. 结果 1　十二指肠上皮肿瘤检查

根据内镜或手术切除的标本，有 52 例 54 个病变被诊断为浅表十二指肠非乳头部上皮肿瘤（NET 除外）。从黏液性状来看，肠肿瘤 17 例的 17 处病变（腺瘤 15 例，腺癌 2 例），胃肠道混合肿瘤 8 例和 8 处病变（腺瘤 5 例，腺癌 3 例），以及胃型肿瘤 27 例和 29 处病变（包括 12 个腺瘤、15 个 NUMP 和 2 个腺癌）（**表 2**）。**表 3～表 5** 显示了每种特征的临床特征、内镜检查结果和组织病理学结果。

表 2　十二指肠上皮性肿瘤 52 例（54 处病变）黏液性状分类

黏液性状	例数（病变数）	细目
肠型肿瘤	17 例 （17 处病变）	腺瘤 15 例 腺癌 2 例
胃肠混合型肿瘤	8 例 （8 处病变）	腺瘤 5 例 腺癌 3 例
胃型肿瘤	27 例 （29 处病变）	腺瘤 12 处病变 NUMP 15 处病变 腺癌 2 处病变

NUMP：恶性趋势不能确定的肿瘤。

1）肠肿瘤

15 个肠腺瘤的患者年龄（**表 3，［病例 1～15］**）为 43～79 岁，平均为 64.8 岁，男性 12 例，女性 3 例。幽门螺杆菌感染状况在 15 例中有 8 例未感染，既往感染 4 例，现症感染 3 例。内镜下胃黏膜萎缩 8 例无萎缩，C-1 至 C-2 有 1 例，C-3 至 O-1 有 2 例，O-2 至 O-3 有 3 例，残留胃观察到高度萎缩的有 1 例。病变位于球部 4 例，降部 11 例，病变直径 3～75mm，平均 13.8mm。宏观型 9 例为 0-Ⅱ型，6 例为 0-I 型（**图 1，表 3［病例 2］**）[13]。表面纹理为细颗粒状 11 例，光滑 3 例，多结点 1 例。色调为红色 13 例，白色 2 例。15 例病例中有 13 例伴有白化现象（**图 1a**）[13]。切除方法为 EMR（内镜黏膜下剥离术）12 例，ESD（内镜黏膜下剥离术）2 例，外科手术方式 1 例。15 例患者中有 9 例进行了术前活检，所有患者均被诊断为腺瘤。

2 例肠腺癌（**表 3，［病例 16 和 17］**）的年龄分别为 64 岁和 73 岁，男性 1 例，女性 1 例。关于幽门螺杆菌感染状况，既往感染 1 例，现症感染 1 例。内镜下胃黏膜萎缩程度为 C-3 至 O-1 有 1 例，O-2 至 O-3 有 1 例。病变位于球部 1 例，水平部 1 例，病变的直径分别为 20mm 和 30mm。宏观类型是 0-1 型。表面质地为细颗粒状 1 例，多结点 1 例。色调偏红，2 例中有 1 例伴有白化。切除方法为 EMR 1 例，外科手术 1 例。术前活检发现 1 例腺癌和 1 例高度非典型性腺瘤。浸润深度为 SM 癌 1 例，M 癌 1 例。

2）胃肠道混合肿瘤

5 个胃肠道混合腺瘤患者的年龄（**表 4，［病例 1～5］**）为 55～67 岁，平均 63.5 岁，男性 4 例，女性 1 例。幽门螺杆菌感染状态在 5 例中有 1 例未感染，3 例既往感染，现症感染 1 例。内镜下胃黏膜萎缩程度为 1 例无萎缩，C-3 至 O-1 为 4 例。

病变位于球部 2 例，降部 3 例，病变的直径为 4～10mm，平均为 6.6mm。总体类型为 0-Ⅱ型（**图 2，表 4［病例 5］**）4 例，0-Ⅰ型 6 例。表面纹理为细粒状，色调为红色 2 例，与周围颜色相同的 2 例，白色为 1 例。所有病例均伴有白化。切除方法为 EMR 4 例，ESD 1 例。5 例均进行了术前活检，所有病例均被诊断为腺瘤。

3 例混合型胃肠道腺癌患者的年龄（**表 4，［病例 6～8］**）为 64～74 岁，男性 2 例，女性 1 例。至于幽门螺杆菌的感染状况，现症感染 3 例，既往感染 1 例。内镜下胃黏膜萎缩程度为

表 3 肠型肿瘤（内镜或外科切除病例）的临床观察、内镜观察和病理组织学观察

肠型肿瘤（17 例 17 病变）	临床所见					十二指肠病变								
						内镜所见							病理组织学的所见	
	病例	年龄（岁）	性别	*H. pylori* 感染状态	内镜的胃黏膜萎缩度*	部位	长径（mm）	形态	表面性状	色调	白色化	切除方法	切除前的活检	切除标本深度
腺瘤	1	66	女性	现症感染	O–2	球部	5	0–Ⅱa	细颗粒状	红色调	有	EMR	有（adenoma）	
	2	77	女性	既往感染	O–3	球部	20	0–Ⅰs	细颗粒状	红色调	有	ESD	有（adenoma）	
	3	66	男性	既往感染	C–2	降部	6	0–Ⅰs	细颗粒状	红色调	有	EMR	有（adenoma）	
	4	62	男性	未感染	无萎缩	降部	20	0–Ⅱa+Ⅱc	细颗粒状	红色调	有	ESD	有（adenoma）	
	5	78	男性	既往感染	高度萎缩（残胃）	降部	7	0–Ⅰs	细颗粒状	红色调	有	EMR	无	
	6	43	男性	未感染	无萎缩	降部	75	0–Ⅰs	多结节状	红色调	有	外科的手术	有（adenoma）	
	7	71	男性	既往感染	C–3	降部	10	0–Ⅰsp	平滑	红色调	有	EMR	有（adenoma）	
	8	74	男性	未感染	无萎缩	球部	15	0–Ⅰs	平滑	红色调	无	EMR	有（adenoma）	
	9	52	男性	现症感染	C–3	降部	10	0–Ⅱa+Ⅱc	细颗粒状	红色调	有	EMR	无	
	10	45	女性	未感染	无萎缩	降部	4	0–Ⅱa+Ⅱc	细颗粒状	红色调	有	EMR	无	
	11	47	男性	未感染	无萎缩	降部	8	0–Ⅱa+Ⅱc	平滑	红色调	无	EMR	有（adenoma）	
	12	76	男性	未感染	无萎缩	降部	5	0–Ⅱa+Ⅱc	细颗粒状	红色调	有	EMR	无	
	13	65	男性	现症感染	O–2	降部	3	0–Ⅱa	细颗粒状	白色调	有	EMR	无	
	14	61	男性	未感染	无萎缩	降部	15	0–Ⅱa	细颗粒状	红色调	有	EMR	有（adenoma）	
	15	79	男性	未感染	无萎缩	球部	4	0–Ⅱa+Ⅱc	细颗粒状	白色调	有	EMR	无	
腺癌	16	73	男性	既往感染	O–3	球部	30	0–Ⅰs	细颗粒状	红色调	无	外科的手术	有（高分化腺癌）	SM
	17	64	女性	现症感染	O–1	水平部	20	0–Ⅰp	多结节状	红色调	有	EMR	有（adenoma）	M

*：木村・竹本分类。

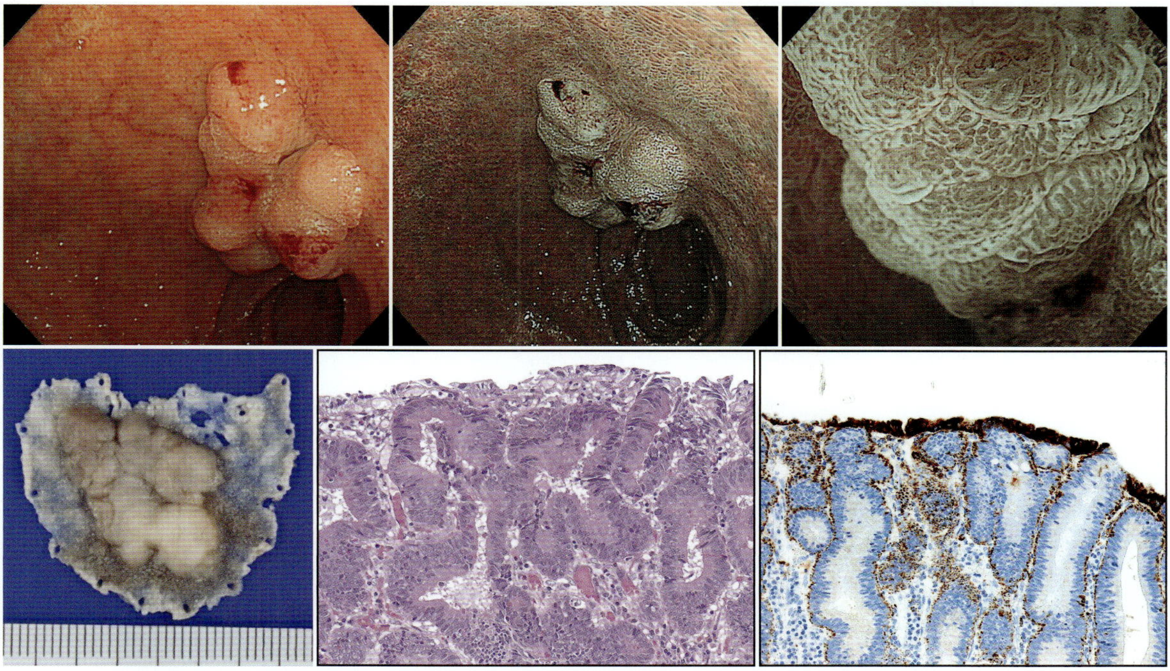

a	b	c
d	e	f

图1 肠型腺瘤（**表3**的［**病例2**］）。
a 常规内镜图像。球部上壁有细颗粒状的扁平隆起。伴有白化。
b NBI合用非放大图像。在NBI观察中WOS（white opaque substance）被强调。
c NBI合用放大图像。WOS看不清黏膜上皮下的微小血管。
d 切除标本的肉眼观察。
e 病理组织图像。可见Paneth细胞和刷状缘。
f adipophilin的免疫染色。腺瘤上皮细胞的表层adipophilin呈阳性。

C-3至O-1有1例，O-2至O-3有2例。病变位于球部1例，降部2例，病变的直径为10～45mm。宏观类型为0-1型（**图3**，**表4**［**病例6**］）。表面质地光滑1例，多结节1例，细颗粒状1例。色调偏红，3例中有2例伴有白化。切除方法为EMR 1例，外科手术2例。3例均进行术前活检，3例中有2例被诊断为高度非典型腺瘤，1例为腺癌。

3）胃肿瘤

12例胃腺瘤患者的年龄（**表5**,［**病例1～12**］）为50～78岁，平均69.2岁，男性9例，女性3例。幽门螺杆菌感染状态在12例中有3例未感染，8例既往感染，1例现症感染。内镜下胃黏膜萎缩程度为无萎缩3例，C-1至C-2有1例，C-3至O-1有5例，O-2至O-3有3例。病变在球部有9例，降部有3例，病变的直径为3～20mm，平均8.7mm。肉眼可见的类型为5例黏膜下肿瘤（SMT）样形态，7例为0-Ⅰ型（**图4**、**图5**，**表5**［**病例9**、**12**］）。表面质地光滑11例，有小叶1例。色调为红色8例，与周围环境相同颜色的4例。12例病例中有1例伴有白化现象（**图5**，**表5**［**病例12**］）。切除方法均为EMR。12例中有7例术前进行了活检，6例中有3例指出了胃肿瘤的可能性，其中1例样本太小而无法评估。所有病例均在肿瘤表面发现分化成胃腺窝上皮的细胞。

14例NUMP患者（15处病变）的年龄（**表5**,［**病例6**、**13～25**］）为64～89岁，平均73.1岁，男性12例，女性2例。幽门螺杆菌感染状态在14例中的3例中未感染，10例既往感染，1例现症感染。内镜下胃黏膜萎缩程度为无萎缩3例，C-1至C-2有3例，C-3至O-1有4

表4　胃肠混合型肿瘤（内镜或外科切除病例）的临床观察、内镜观察、病理组织学观察

胃肠混合型肿瘤（8例8病变）	病例	临床所见				十二指肠病变								
						内视镜所见							病理组织学的所见	
		年龄（岁）	性别	*H. pylori* 感染状态	内镜的胃黏膜萎缩度*	部位	长径（mm）	形态	表面性状	色调	白色化	切除方法	切除前的活检	切除标本深度
腺瘤	1	55	男性	未感染	无萎缩	球部	10	0–IIa	细颗粒状	红色调	有	EMR	有（adenoma）	
	2	65	男性	既往感染	O–1	球部	4	0–IIa	细颗粒状	白色调	有	EMR	有（adenoma）	
	3	64	男性	现症感染	C–3	降部	4	0–IIa	细颗粒状	红色调	有	EMR	有（adenoma）	
	4	67	男性	既往感染	O–1	降部	10	0–Is	细颗粒状	同色调	有	ESD	有（adenoma）	
	5	60	女性	既往感染	O–1	降部	5	0–IIa	细颗粒状	同色调	有	EMR	有（adenoma）	
腺癌	6	71	女性	现症感染	C–3	球部	10	0–Is	平滑	红色调	无	EMR	有（高分化腺癌）	M
	7	64	男性	现症感染	O–3	降部	45	0–Is	多结节状	红色调	有	外科手术	有（adenoma）	M
	8	74	男性	既往感染	O–3	降部	15	0–Is	细颗粒状	红色调	有	外科手术	有（adenoma）	M

*：木村·竹本分类。

例，O–2 至 O–3 有 4 例。病变在球部有 11 例，降部有 4 例，其直径为 3 ~ 20mm，平均为 7.7mm。有 12 个具有 SMT 样形态的病变（**图 5～图 8，表 5** 中的［**病例 16、19、25**］），0– Ⅰ型为 2 个病变，0– Ⅱ型为 1 个病变。表面纹理是光滑的。色调为 10 处病变发红和 5 处病变与周围黏膜具有相同的颜色。15 处病变中有 2 处伴有增白。切除方法为 EMR 病变 14 处，ESD 病变 1 处。对 15 处病变中的 11 处进行了术前活检，并指出了除 1 处病变以外的所有 10 处病变中有胃肿瘤的可能性，该病变因太小而无法评估。所有病例都在肿瘤表面发现了向胃腺窝上皮分化的细胞。在本研究中，笔者所在科室先前报道的病例[2]作为源自 Brunner 腺的十二指肠癌病例被重新分类为 NUMP（**图 8，表 5** 中的［**病例 25**］）。

2 例胃型腺癌患者（**表 5,**［**病例 26、27**］）的年龄分别为 73 岁和 82 岁，均为男性。*H.pylori* 感染状态为 1 例现症感染，1 例未感染。内镜下的胃黏膜萎缩度为无萎缩 1 例，O–2 至 O–3 有 1 例。病变均位于球部，病变的直径分别为 9mm 和 10mm。0– Ⅰ型有 1 例，0– Ⅱ型（**图 9，表 5** 的［**病例 27**］）有 1 例。表面性状平滑者 1 例，呈绒毛状 1 例。色调均为红色，无白化。切除方法均为 ESD。2 例都进行了术前活检，1 例被指出可能是胃型肿瘤，1 例被诊断为腺癌。

2. 结果 2　十二指肠肿瘤样病变

以内镜切除（全部 EMR）的标本为基础，诊断出 Brunner 腺增生、错构瘤 7 例，腺窝上皮型增生性息肉 7 例，Peutz–Jeghers 型息肉 4 例（全部 18 例的 18 处病变）。

1) Brunner 腺增生、错构瘤

Brunner 腺增生、错构瘤的 7 例患者年龄为 43 ~ 79 岁，平均为 65.7 岁，其中男性 6 例，女性 1 例。*H.pylori* 感染状态为 7 例中 4 例既往感染，3 例未感染。内镜下观察胃黏膜萎缩程度为无萎缩 3 例，C–1 至 C–2 为 1 例，C–3 至 O–1 为 1 例，O–2 至 O–3 为 2 例。病变为球部 6 例，降部 1 例，病变的直径为 5 ~ 40mm，平均为 19.6mm。内镜所见，4 例呈 SMT 样形态，3 例为

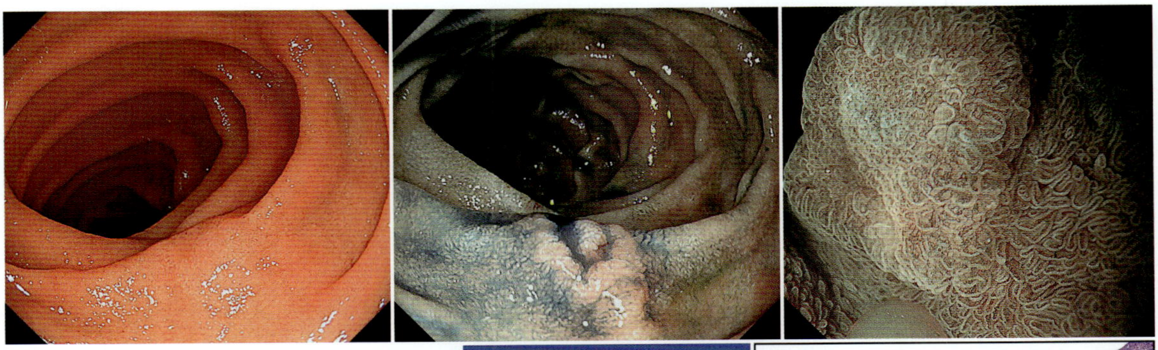

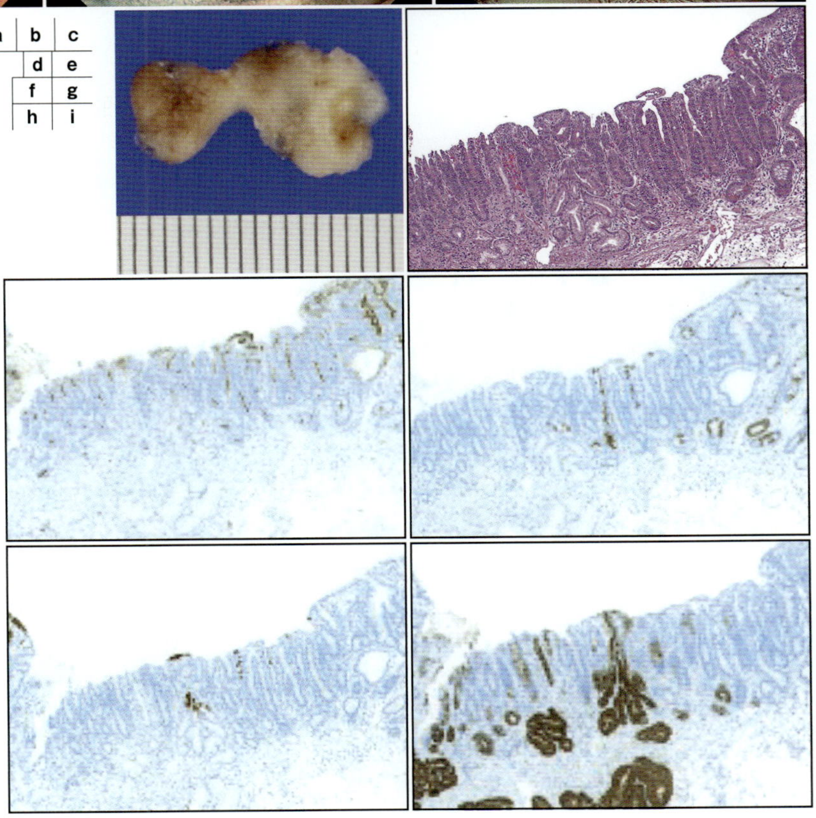

图2 胃肠混合型腺瘤（**表 4** 的［**病例 5**］）。

a 常规内镜图像。下行部后壁凹陷性病变。

b 靛胭脂染色像。可见一部分白化区域。

c NBI 合用放大图像。凹陷内部的微血管结构图像，各个血管走行形成规则的网络，在椭圆形或弧状的腺窝边缘上皮有规则地排列。

d 切除标本的肉眼观察。

e 病理组织图像。可见 Paneth 细胞和刷状缘。

f 免疫组织化学染色图像。CD10 呈阳性。

g 免疫组织化学染色图像。MUC2 呈阳性。

h 免疫组织化学染色图像。MUC5AC 呈阴性。

i 免疫组织化学染色图像。MUC6 呈阳性。

0–Ⅰ型。表面性状 7 例中的 6 例平滑，1 例为绒毛状。色调方面，红色有 5 例，与周围相同色调有 2 例。7 例中有 5 例施行了术前活检，5 例中有 3 例没有异型性的胃腺窝上皮化生。在切除标本的病理组织学观察中，7 例中的 5 例在表层发现了胃腺窝上皮，7 例中的 2 例发现了胃底腺组织。7 例的主要壁内分布区域都是黏膜下层。

2）腺窝上皮型增生性息肉

7 例腺窝上皮型增生性息肉患者的年龄为 43～81 岁，平均 68.3 岁，男性 5 例，女性 2 例。*H.pylori* 感染状态为 7 例中的 5 例既往感染，2 例未感染。胃内镜观察到胃黏膜萎缩 2 例，C–1 至 C–2 有 2 例，C–3 至 O–1 有 1 例，O–2 至 O–3 有 2 例。全都位于球部，病变大小为 4～12mm，平均为 6.9mm。内镜观察结果全都为 0–Ⅰ型。表面性状均平滑，色调均为红色。7 例中的 2 例施行了术前活检，2 例中的 1 例被诊断为胃腺窝上皮增生，1 例被诊断为异位性胃黏膜。在切除标本的病理组织学观察中，7 例中有 5 例是胃底腺组织。而且主要的壁内分布区域都在黏膜内。

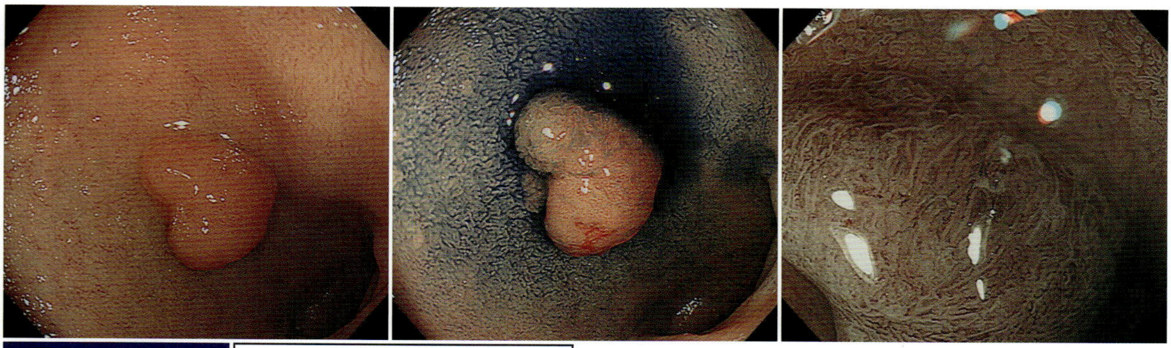

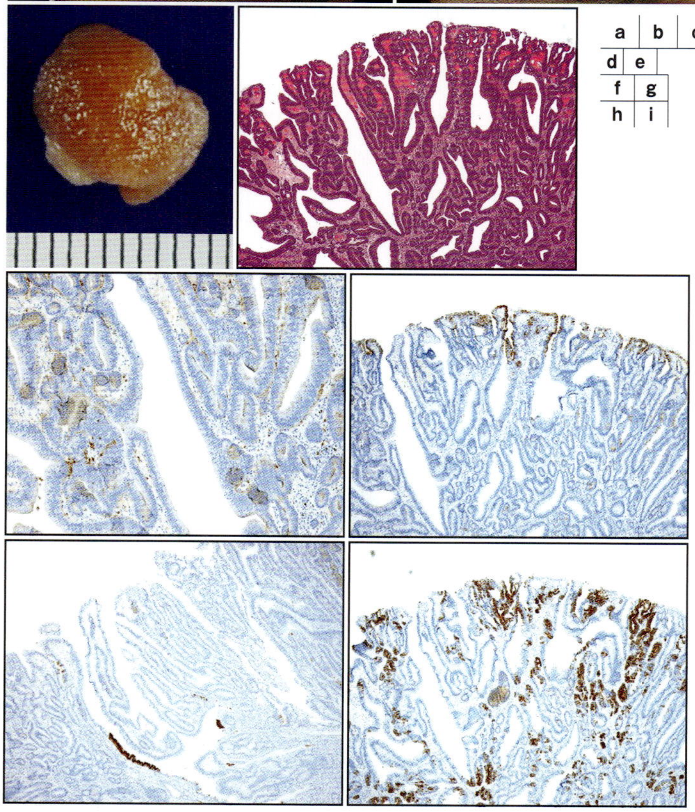

图3 胃肠混合型腺癌（**表4**的［**病例6**］）。
a 常规内镜图像。球部上壁有发红且平滑的隆起性病变。
b 靛胭脂染色图像。
c NBI合用放大图像。隆起顶部的微血管结构图像，不规则的环状血管互相连接，在多边形或椭圆形的腺窝边缘上皮不规则排列。
d 切除标本的肉眼观察。
e 病理组织图像。呈现管状或乳头状结构，具有高度核异型，结构异型性也很明显。
f 免疫组织化学染色图像。CD10呈阴性。
g 免疫组织化学染色图像。MUC2呈阳性。
h 免疫组织化学染色图像。MUC5AC呈阴性。
i 免疫组织化学染色图像。MUC6呈阳性。

3）Peutz-Jeghers型息肉

4例Peutz-Jeghers型息肉患者的年龄为59～83岁，平均为72.8岁，其中男性1例，女性3例。*H.pylori*感染状态为4例中的2例为既往感染，2例为现症感染。全部病例均为中度到高度的胃黏膜萎缩。1例病变位于球部，3例位于降部，病变大小为10～25mm。内镜方面均为0-Ⅰp型，表面性状有2例为分叶状，2例表面平滑。色调都是呈红色。全部实施了术前活检，均诊断为无异型性肠黏膜。在切除标本的病理组织学观察中，4例中有1例在表层存在极少的胃腺窝上皮，但几乎都被小肠黏膜覆盖。另外4例均未发现胃底腺组织，主要分布部位均在黏膜内。

4）异位性胃黏膜、异位性胰腺

根据对内镜下实施的活检标本的观察，诊断出异位性胃黏膜患者51例（51例的51处病变）和异位性胰腺2例（2例的2处病变）。

异位性胃黏膜可通过活检发现腺窝上皮及成熟的胃底腺组织而确诊。异位胃黏膜51例患

表 5 胃型肿瘤（内镜或外科切除病例）的临床观察、内镜观察、病理组织学观察

胃型肿瘤（27 例 29 病变）	临床所见					十二指肠病变									
						内镜所见							病理组织学的所见		
														切除标本	
	病例	年龄（岁）	性别	*H. pylori* 感染状态	内视镜的胃黏膜萎缩度*	部位	长径（mm）	形态	表面性状	色调	白色化	切除方法	切除前的活检	胃腺窝上皮分化的细胞	深度
腺瘤	1	75	男性	既往感染	O–1	降部	20	SMT 样（有腺开口部样凹陷）	平滑	同色调	无	EMR	有（标本小，无法评价）	有	
	2	68	女性	既往感染	O–1	球部	8	SMT 样（有腺开口部样凹陷）	平滑	同色调	无	EMR	有（疑是胃型肿瘤）	有	
	3	71	男性	既往感染	O–1	降部	10	SMT 样（有腺开口部样凹陷）	平滑	同色调	无	EMR	无	有	
	4	73	男性	既往感染	O–2	球部	4	SMT 样（有腺开口部样凹陷）	平滑	红色调	无	EMR	有（疑是胃型肿瘤）	有	
	5	69	男性	既往感染	O–2	球部	8	0–Ⅰsp	分叶状	红色调	无	EMR	有（疑是胃型肿瘤）	有	
	6	78	男性	既往感染	O–1	球部	3	SMT 样（有腺开口部样凹陷）	平滑	红色调	无	EMR	无	有	
	7	65	女性	现症感染	O–2	球部	12	0– Ⅰp	平滑	红色调	无	EMR	有（胃腺窝上皮）	有	
	8	50	男性	未感染	无萎缩	降部	10	0– Ⅰsp	平滑	红色调	无	EMR	有（胃腺窝上皮）	有	
	9	73	男性	既往感染	C–2	球部	10	0– Ⅰs	平滑	红色调	无	EMR	无	有	
	10	77	女性	未感染	无萎缩	球部	5	0– Ⅰs	平滑	红色调	无	EMR	无	有	
	11	73	男性	未感染	无萎缩	球部	6	0– Ⅰs	平滑	红色调	无	EMR	有（胃腺窝上皮）	有	
	12	58	男性	既往感染	C–3	球部	8	0– Ⅰsp	平滑	同色调	有	EMR	无	有	
NUMP	6	78	男性	既往感染	O–1	球部	3	SMT 样（有腺开口部样凹陷）	平滑	红色调	无	EMR	无	有	
	13	71	男性	未感染	无萎缩	球部	5	0– Ⅱa	平滑	同色调	无	EMR	有（标本小，无法评价）	有	
	14	79	女性	既往感染	C–2	降部	6	SMT 样（有凹面）	平滑	红色调	无	EMR	有（疑是胃型肿瘤）	有	
	15	64	男性	既往感染	O–2	球部	12	0– Ⅰsp	平滑	红色调	无	EMR	有（疑是胃型肿瘤）	有	
	16	73	男性	既往感染	C–2	降部	15	SMT 样（有凹面）	平滑	红色调	无	EMR	有（疑是胃型肿瘤）	有	
	17	78	男性	既往感染	O–3	球部	5	SMT 样	平滑	红色调	无	EMR	有（疑是胃型肿瘤）	有	
	18	75	男性	既往感染	C–3	球部	3	SMT 样	平滑	红色调	有	EMR	无	有	
	19	69	男性	既往感染	C–2	降部	10	SMT 样（有腺开口部样凹陷）	平滑	红色调	无	EMR	无	有	
	20	89	男性	现症感染	O–2	球部	4	SMT 样（有腺开口部样凹陷）	平滑	同色调	无	EMR	有（疑是胃型肿瘤）	有	
	21	69	女性	既往感染	O–2	球部	3	SMT 样（有腺开口部样凹陷）	平滑	同色调	无	EMR	有（疑是胃型肿瘤）	有	
	21	69	女性	既往感染	O–2	球部	5	SMT 样	平滑	红色调	有	EMR	有（疑是胃型肿瘤）	有	
	22	76	男性	既往感染	O–1	降部	6	SMT 样（有凹面）	平滑	同色调	无	EMR	无	有	
	23	70	男性	未感染	无萎缩	球部	20	SMT 样	平滑	同色调	无	EMR	有（疑是胃型肿瘤）	有	
	24	69	男性	未感染	无萎缩	球部	10	0– Ⅰs	平滑	红色调	无	EMR	有（疑是胃型肿瘤）	有	
	25	68	男性	既往感染	O–1	球部	12	SMT 样（有凹面）	平滑	红色调	无	ESD	有（疑是胃型肿瘤）	有	
腺癌	26	82	男性	既往感染	O–2	球部	10	0– Ⅰs	平滑	红色调	无	ESD	有（疑是胃型肿瘤）	—	SM
	27	73	男性	未感染	无萎缩	球部	9	0– Ⅱa	绒毛状	红色调	无	ESD	有（胃型腺癌）	—	M

*：木村・竹本分类；—：无法判定．NUMP：恶性潜能未定的肿瘤；SMT：黏膜下肿瘤。

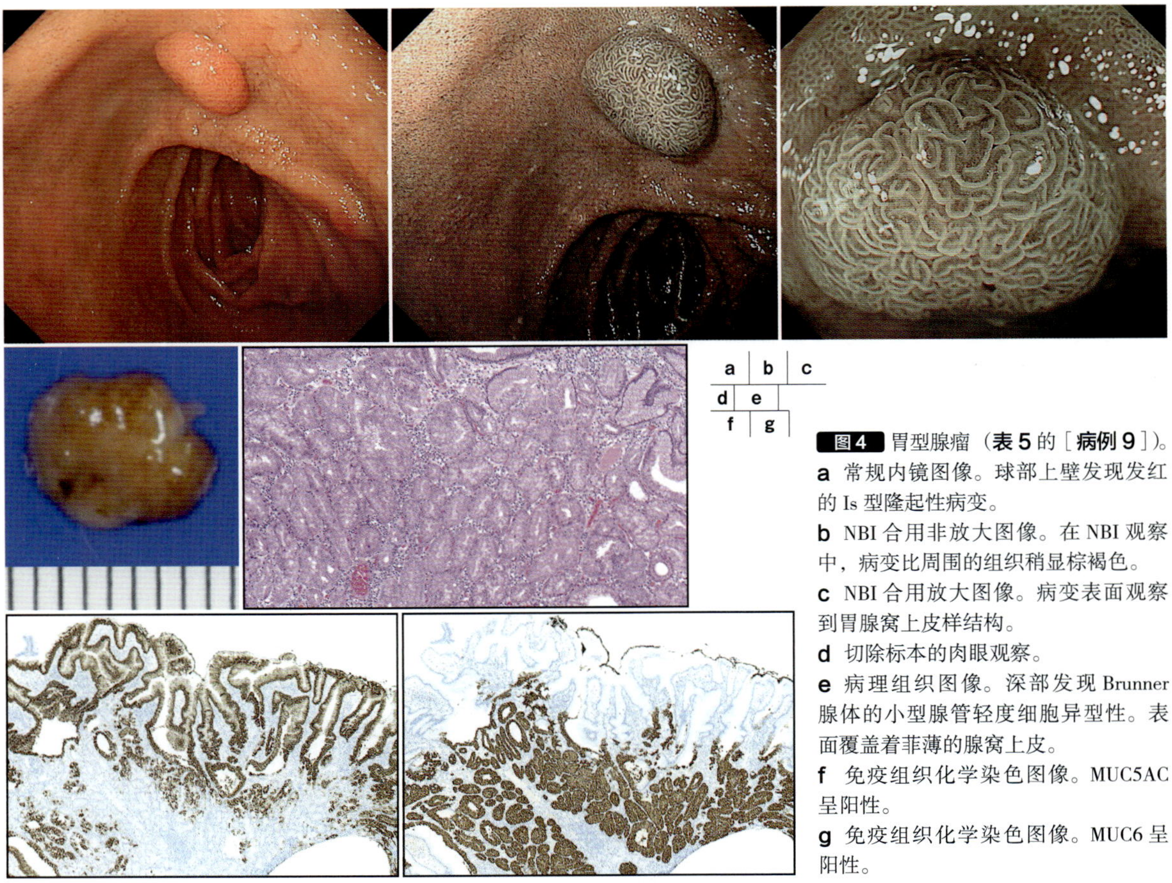

图4 胃型腺瘤（**表5**的［**病例9**］）。
a 常规内镜图像。球部上壁发现发红的Is型隆起性病变。
b NBI合用非放大图像。在NBI观察中，病变比周围的组织稍显棕褐色。
c NBI合用放大图像。病变表面观察到胃腺窝上皮样结构。
d 切除标本的肉眼观察。
e 病理组织图像。深部发现Brunner腺体的小型腺管轻度细胞异型性。表面覆盖着非薄的腺窝上皮。
f 免疫组织化学染色图像。MUC5AC呈阳性。
g 免疫组织化学染色图像。MUC6呈阳性。

者的年龄为42～89岁，平均为69.1岁，其中男性43例，女性8例。*H.pylori*感染状态为现症感染2例，既往感染24例，未感染25例。胃内镜下胃黏膜萎缩25例，C–1至C–2有6例，C–3至O–1有15例，O–2至O–3有5例。在实施检查时，51例中有8例是口服PPI（proton pump inhibitor）。51例病变中47例位于球部，4例位于降部。病变直径小于5mm的有27例，数量最多，5～10mm的有19例，11mm以上的有5例。病变形态为单结节状隆起（0–Ⅰsp型）14例，SMT样隆起7例，颗粒状小隆起的集中簇状（0–Ⅱa型）[5, 14]30例。色调为红色的有30例，与周围色调相同的有21例。

2例异位性胰腺癌均在内镜下用常规手术钳进行活检而确诊。2例年龄分别为44岁和74岁，男性1例，女性1例。都没有发现异位性胰腺癌的症状。病变位置1例位于降部，1例位于水平部，均位于C–loop内侧。2例均呈顶部平缓凹陷的SMT样形态。

3. 十二指肠上皮性肿瘤、肿瘤样病变的比较

在讨论1和讨论2的基础上，将研究对象的临床影像和内镜影像总结在**表6**中。25例肠型肿瘤及胃肠混合型肿瘤中，16例（64.0%）存在于下行部，肉眼可见的0–Ⅱa型（包括0–Ⅱa+0–Ⅱc）有13例（52.0%），0–Ⅰ型有12例（48.0%）。25例中有21例（84.0%）出现白化。另一方面，胃型肿瘤29处病变中22处病变（75.9%）存在于球部，肉眼型SMT样隆起的17处病变（58.6%）和0–Ⅰ型的10处病变（34.5%）也存在于此部位。很少伴有白化，并且在胃型腺瘤及NUMP的表层发现了胃腺窝上皮分化的细胞。如上所述，肠型/胃肠混合型和胃型的临床特征不同。

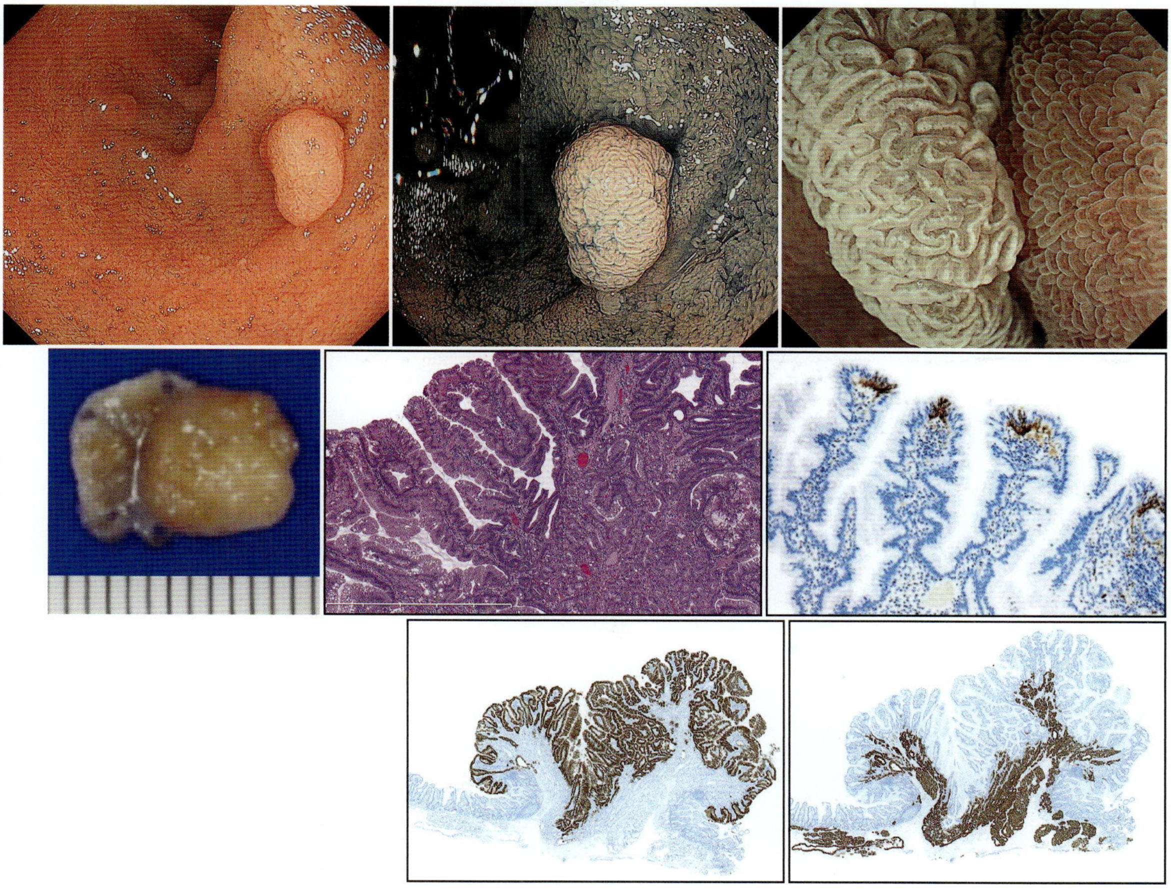

a	b	c
d	e	f
	g	h

图5 胃型腺瘤（**表5**的［**病例12**］）。

a 常规内镜图像。球部后壁发现与周围色调相同的0-Ⅰs型隆起性病变。

b 靛胭脂染色图像。

c NBI合用放大图像。表层有胃腺窝上皮花纹，部分带有WOS。

d 切除标本的肉眼观察。

e 病理组织图像。复杂的结构性异型腺管处于增殖状态，表面覆盖着胃腺窝上皮细胞。

f adipphilin的免疫染色图像。adipophilin在腺瘤上皮细胞的表层呈阳性。

g 免疫组织化学染色图像。MUC5AC呈阳性。

h 免疫组织化学染色图像。MUC6呈阳性。

另一方面，肿瘤样病变中对呈现异位性胃型上皮的Brunner腺过度增生、错构瘤、腺窝上皮型过度增生性息肉、异位性胃黏膜特点进行了总结（**表6**），病变好发部位是球部，除去异位性胃黏膜，隆起明显，与胃型肿瘤有类似的倾向，包括白化的比例较低。

讨论

十二指肠腺瘤、癌大致分为来源于小肠型上皮，以肠型性状为主体的管状腺瘤、癌和来源于肿瘤样病变的胃型性状为主体的管状腺瘤、癌[15, 16]，其中大部分被认为是肠型性状主体的病变，Toba等[17]报道了内镜切除的138例十二指肠非乳头部上皮性肿瘤（腺瘤、癌）的黏液性状为肠型64例（46.4%），肠胃混合型69例（50.0%）和胃型5例（3.6%），并报道了肠型和肠胃混合型的特征类似。

有针对肠型主体的腺瘤、癌临床特征的研究，指出好发于从球部开始至十二指肠降部，多数呈较平坦隆起型的肉眼可见型，病变表面伴随

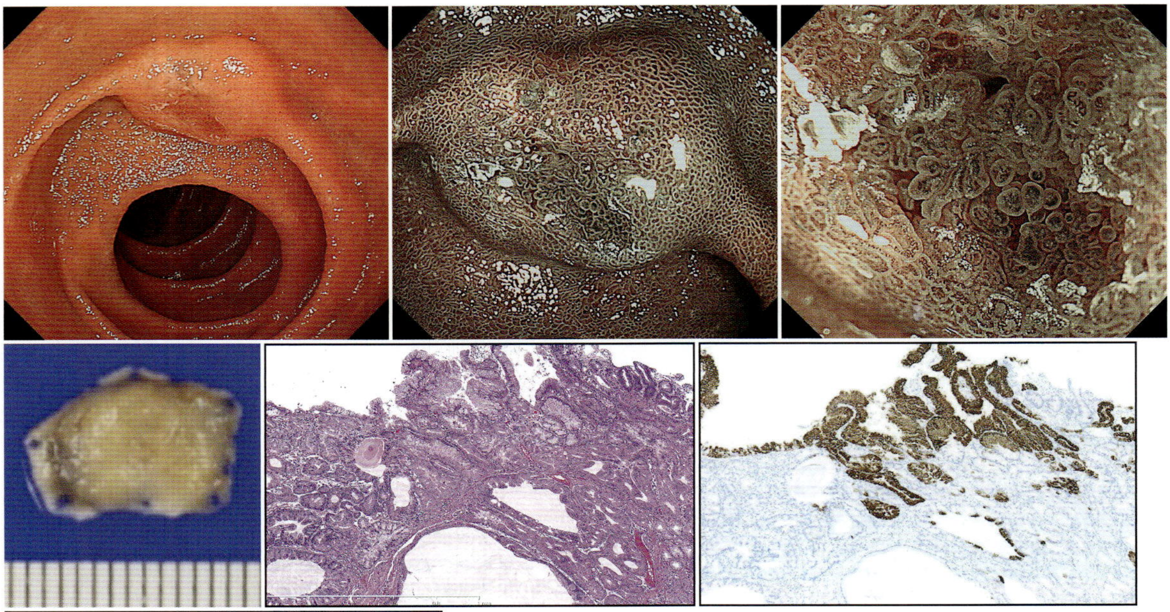
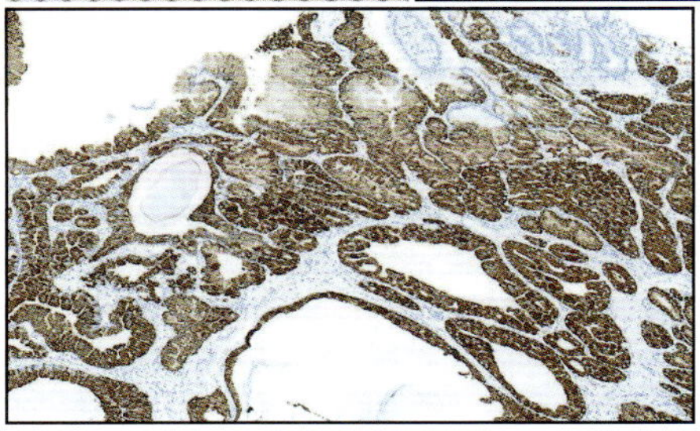

a	b	c
d	e	f
g		

图6 NUMP（**表5**的［**病例16**］）。

a 常规内镜图像。下行部前壁可见伴随着顶部凹陷的SMT样隆起。

b NBI合用非放大图像。在NBI观察中，凹陷的凹部与周围相比稍显褐色。

c NBI合用放大图像。在凹陷内的一部分观察到乳头状构造。

d 切除标本的肉眼观察。

e 病理组织图像。显示核异型及结构异型性的腺管增殖，表层为胃腺窝上皮样，深部可以看出Brunner腺样体的分化。

f 免疫组织化学染色图像。MUC5AC以表层为主体呈阳性。

g 免疫组织化学染色图像。MUC6呈阳性。

高比例的白化等[17]。Yoshimura等[18]在24例十二指肠肿瘤中发现22例（91.7%），稻土等[19]报告说41例中有34例（82.9%）出现白化，并指出在肠型主体病变的筛查诊断中着眼于观察是否存在白化是有用的。在本研究观察的病例中，17例肠型肿瘤中的14例（82.4%）和8例胃肠混合型肿瘤中的7例（87.5%）病变全部或部分出现白化。另外，对于低异型性腺瘤和高异型性腺瘤、腺癌的鉴别，有报告指出，关注点着眼于肿瘤直径≥6mm、发红、凹凸不规则、白化程度的减少、NBI（narrow band imaging）放大观察黏膜样貌的模糊化等方面是有用的[17, 20-22]。

关于在肠型腺瘤、癌的诊断中是否应该施行术前活检存在争论，这些肠型为主体的腺瘤、癌由于缺乏隆起倾向的平坦病变多，通过活检容易产生黏膜下层的纤维化，成为内镜切除的障碍，另外，术前活检的正确诊断率很低，活检标本在低异型性腺瘤和高异型性腺瘤或高异型性腺瘤和腺癌的病理组织学上的鉴别诊断常常很困难，近年来，对于浅表型的肠型腺瘤和癌，可以考虑内镜切除，而无须进行活检，以上述的内镜鉴别诊断为优先的诊断、治疗策略正在被接受[16, 20]。

另一方面，十二指肠胃型肿瘤的报告较少，其临床病理学特征仍有很多不明确之处，但也有报告指出，十二指肠胃型肿瘤与肠型肿瘤相比，其生物学恶性程度较高[17, 23, 24]，确立其鉴别诊

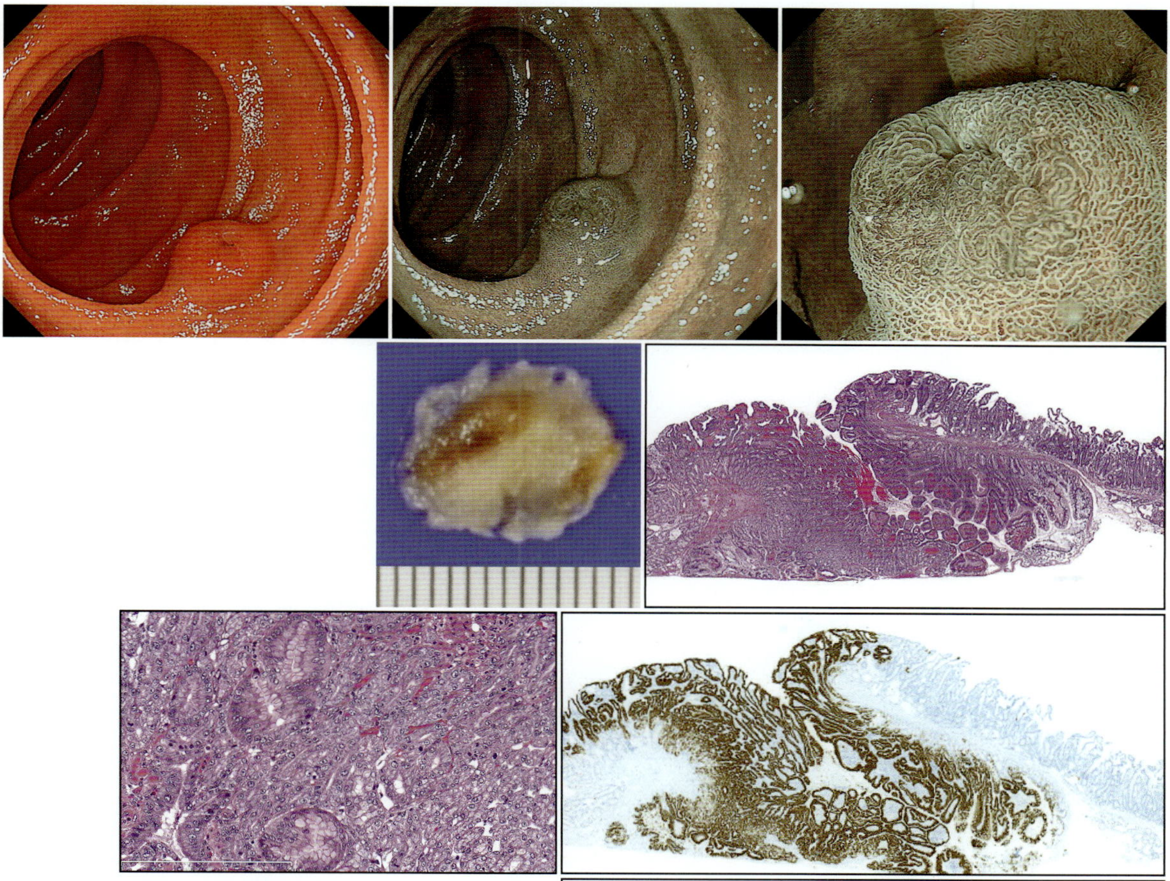

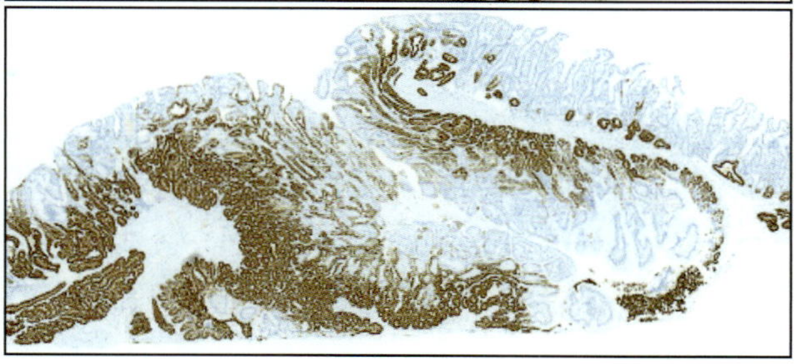

图7 NUMP（**表5**的［**病例19**］）。

a 常规内镜图像。下行部后壁顶部可见伴随着腺开口部样凹陷的SMT样隆起。

b NBI合用非放大图像。在NBI观察中，病变比周围的组织稍显棕褐色。

c NBI合用放大图像。病变顶部有线状或弧状腺窝边缘，上皮不均匀，微血管部分扩张、蛇形走行。

d 切除标本的肉眼观察。

e 放大图像。黏膜下层有内源性增生的病变。

f 增殖的主体是显示强烈异型性的Brunner腺样上皮，表层可见腺窝上皮分化。

g 免疫组织化学染色图像。MUC5AC呈阳性。

h 免疫组织化学染色图像。除了表层的一部分，MUUC6呈阳性。

a b c
d e
f g
h

断标准是当务之急。

总结一下笔者所检索到的关于胃型肿瘤的文献（**表7**）[7, 17, 23–26]的临床特征，和肠型一样，在高龄男性中比较多，病变比肠型更容易发生在球部。关于肉眼型，比起平坦隆起型，隆起型（0–Ⅰ型），SMT样隆起等多被发现。另外，与本研究结果相类似，在肠型肿瘤中白化的比例较高，在胃型肿瘤中白化的比例较低。远藤等[27]在7例胃型肿瘤中发现3例白化，在笔者的观察中发现29例病变中有3例（10.3%）白化（**图5**）。

如本研究所示，胃型肿瘤多表现为隆起型或

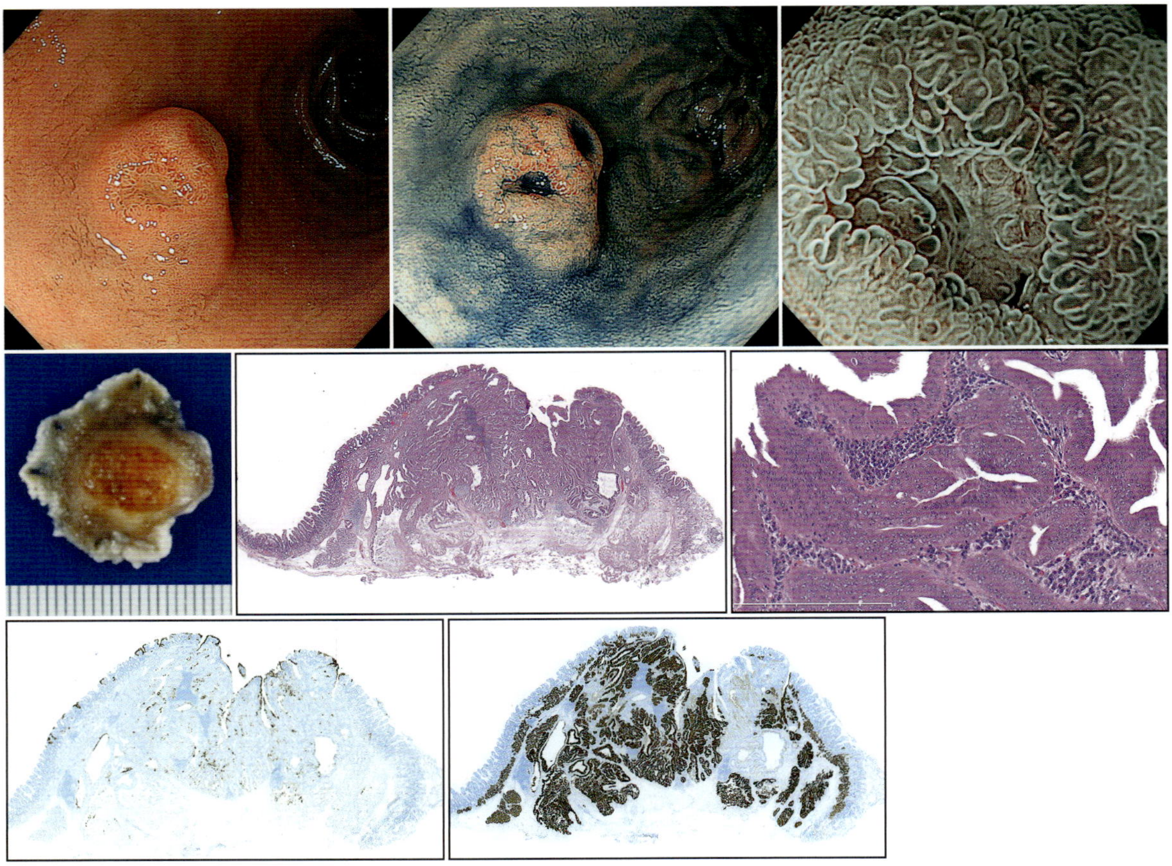

图8 NUMP（**表 5** 的［**病例 25**］）。

a 常规内镜图像。球部下壁可见顶部凹陷 (2 处) 的 SMT 样隆起。

b 靛胭脂染色图像。

c NBI 合用放大图像。在凹陷内部，可以看到窝间部变大，腺窝边缘上皮呈线状或弧状，明显极性紊乱和分布不均匀。部分微血管扩张、蛇形走行。凹陷的周围有胃腺窝上皮样貌，呈平面状。

d 切除标本的肉眼观察。

e 放大图像。异型性腺管密集增生，形成 SMT 样病变。

f 病理组织图像。增殖的腺管呈高度的核异型性和结构异型性，但是没有显示间质浸润的 desmoplasia。

g 免疫组织化学染色图像。MUC5AC 阳性细胞呈分散性分布。

h 免疫组织化学染色图像。MUC6 呈阳性。

SMT 样隆起，其表层在病理组织学上表现为胃腺窝上皮分化的细胞，多为区域性分布[3, 16]。另外，呈现胃型性状的肿瘤样病变（Brunner 腺增生、错构瘤和腺窝上皮型增生性息肉、异位性胃黏膜）也有同样的孤立性隆起型或 SMT 样隆起，在其表层，胃腺窝上皮化生多呈岛状－平面状[25]。在呈胃腺窝上皮状结构的 NBI 观察中，与作为背景的小肠型绒毛上皮相比，稍微呈棕褐色，这一认识有可能对胃型肿瘤和呈现胃型性状的肿瘤样病变的筛查诊断有所帮助。像这样，球部附近的近位十二指肠有孤立性的隆起，如果你能在病变的表面发现胃腺窝，可以用来进行胃型肿瘤和呈现胃型性状的肿瘤样病变的鉴别[2, 3, 5]。

目前，胃型肿瘤和呈现胃型性状的肿瘤样病变的内镜鉴别还不容易，在 Brunner 腺癌中，SMT 样隆起的顶部伴有凹陷是其特征[28]，在本研究中，17 例胃型肿瘤中有 13 例（76.5%）出现 SMT 样隆起，顶部有腺开口样凹陷和凹陷面，

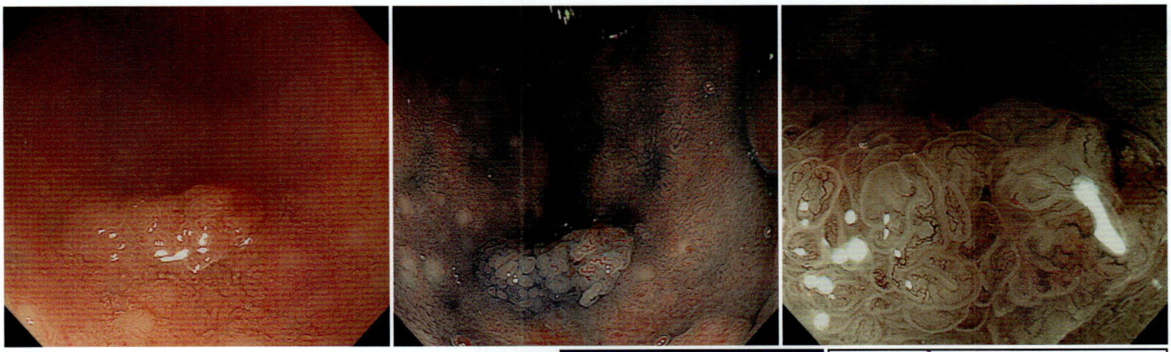

a b c
d e
f g

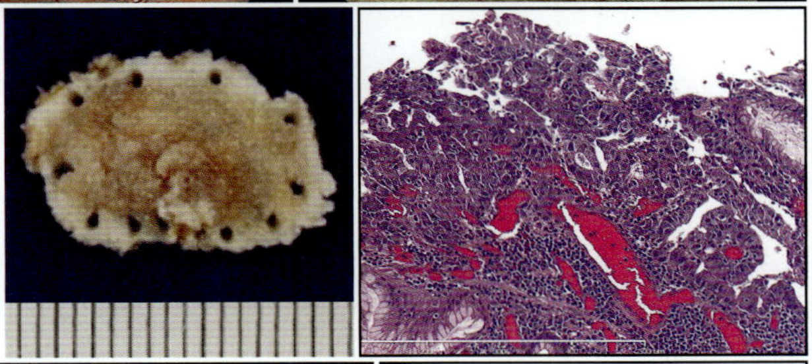

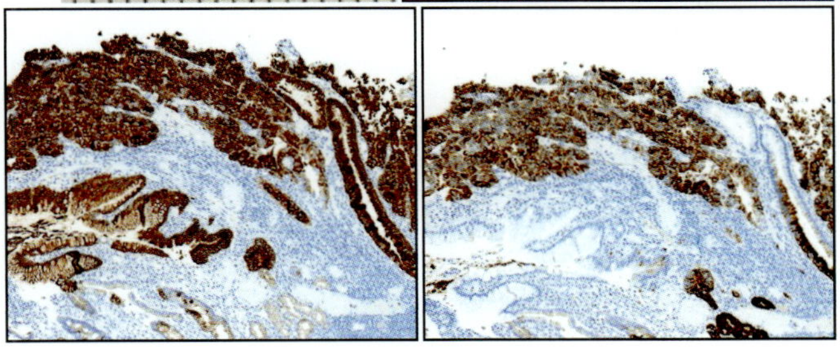

图9 胃型腺癌（**表5**的［**病例27**］）。
a 常规内镜图像。球部壁发现绒毛状扁平的隆起性病变。
b 靛胭脂染色图像。
c NBI合用放大成像。发现与隆起部分一致的凹槽开凿，微血管扩张和迂曲。
d 切除标本的肉眼观察。
e 病理组织图像。增殖的腺管呈高度的核异型性和异构性。
f 免疫组织化学染色图像。MUC5AC呈阳性。
g 免疫组织化学染色图像。MUC6呈阳性。

着眼于SMT样隆起的顶部有无凹陷，可能对胃型肿瘤的筛查和肿瘤样病变的鉴别有用。

另外，通过术前活检研究了能够鉴别呈现胃型肿瘤和胃型性状的癌变的可能性，本研究的以实施术前活检的20例胃型肿瘤中，除去检查对象较小无法评价的2例，18例中15例（83.3%）被指出有可能是胃型肿瘤。另外，本研究中未发现术前活检的纤维化成为之后内镜切除障碍的病例，至于隆起情况明显的胃型肿瘤/肿瘤样病变，从隆起的顶部进行活检的话，有可能避免黏膜下层的纤维化。这也有待通过纳入更多病例进一步来研究。

综上，笔者认为肠型肿瘤好发于十二指肠降部，呈平坦隆起，关注高比例的白化对诊断是有用的。另一方面，胃型肿瘤和呈现胃型性状的肿瘤样病变在球部附近呈好发的0–Ⅰ型隆起和SMT样隆起，在表层可见的胃腺窝上皮样区域的识别有可能对诊断有用。目前，胃型肿瘤和肿瘤样病变的内镜下鉴别并不容易，但如果是SMT样隆起，着眼于顶部有无凹陷可能是有用的。另外，由于隆起明显的病变较多，术前活检引起的纤维化问题较少，再加上术前活检的正确诊断率相对较高，因此认为必要时可考虑病理学评价。特别是胃型肿瘤，根据来源于异位性胃黏膜或Brunner腺等不同来源的异位性胃型上皮的种类，其形态也有可能不同。期待今后根据更多病例的积累进行深入探讨。

结语

本研究以既往诊治的十二指肠肠型肿瘤、

表6 自验上皮性肿瘤和肿瘤样病变（异所性胃型上皮）的比较

	肠型肿瘤（17例17病变）	胃肠混合型肿瘤（8例8病变）	胃型肿瘤（27例29病变）	肿瘤样病变（异型性胃型上皮）（65例65病变）
	腺瘤15例，腺癌2例	肿瘤5例，腺癌3例	肿瘤12病变，NUMP*15病变，腺癌2病变	Brunner腺过度增生、错构瘤7例，腺窝上皮型过度增生性息肉7例，异位性胃黏膜51例
平均年龄 ±SD	65.4±11.7	67.2±10.4	71.8±10.6	68.7±11.2
性别（男:女）	13:4	6:2	22:5	54:11
平均肿瘤长径 ±SD	15.1±10.0mm	12.9±7.4mm	8.3±6.4mm	
局部部位				
球部	5（29.4%）	3（37.5%）	22（75.9%）	60（92.3%）
降部	11（64.7%）	5（62.5%）	7（24.1%）	5（7.7%）
水平部	1（5.9%）	0（0%）	0（0%）	0（0%）
肉眼型				
0-Ⅰ型	8（47.1%）	4（50.0%）	10（34.5%）	24（36.9%）
0-Ⅱa型	9（52.9%）	4（50.0%）	2（6.9%）	0（0%）
SMT样	0（0%）	0（0%）	17（58.6%）	11（16.9%）
Ⅱa集簇样	0（0%）	0（0%）	0（0%）	30（46.2%）
色调				
红色调	15（88.2%）	5（62.5%）	20（69.0%）	42（64.6%）
白色调	2（11.8%）	1（12.5%）	0（0%）	0（0%）
同色调	0（0%）	2（25.0%）	9（31.0%）	23（35.4%）
白化				
有	14（82.4%）	7（87.5%）	3（10.3%）	0（0%）

*：NUMP：恶性潜能未定的肿瘤（文献1）。

表7 十二指肠胃型肿瘤的病例报告（1例排除报告）

报告者	报告年	病例数	平均年龄±SD（岁）	性别比（男:女）
Sakurai等[25]	2005	15	64.3±11.4	9:6
Ushiku[23]	2014	19	65（中间值）	14:5
远藤等[26]	2015	8	66.1±11.1	5:3
Toba等[17]	2018	5	60（中间值）	4:1
Hida等[7]	2017	16	60（中间值）	11:5
Hijikata等[24]	2017	5	71.0±9.2	3:2
自验例	2019	29	71.8±10.6	23:6

胃型肿瘤和肿瘤样病变为对象，主要讨论了其内镜诊断。对于肠型肿瘤的识别，着眼于白化是有用的，但是对于胃型肿瘤和肿瘤样病变的识别，着眼于胃腺窝上皮样变区域可能是有用的。另外，有人指出在内镜切除的前提下，对肠型肿瘤进行活检有必要控制在最小限度，但胃型肿瘤和肿瘤样病变的鉴别，除关注SMT样隆起的顶部有无凹陷之外，活检的评估可能有用。期待今后收集更多的例子来进行讨论。

致谢

在收稿之际，向指导了病理组织学所见的滋贺医科大学临床检查医学讲座（附属医院病理诊断科）的九嶋亮治医生表示衷心的感谢。

参考文献

[1] Matsubara A, Ogawa R, Suzuki H, et al. Activating GNAS and KRAS mutations in gastric foveolar metaplasia, gastric heterotopia, and adenocarcinoma of the duodenum. Br J Cancer 112:1398-1404, 2015

[2] 原田英，蔵原晃一，大城由美，他. NBI併用拡大観察が有用であったBrunner腺由来の十二指腸癌の1例. 胃と

腸 51:1617-1625, 2016
[3] 菊池英純，羽賀敏博，三上達也，他．3年の経過にて胃腺窩上皮化生を呈した十二指腸Brunner腺過誤腫の1例．胃と腸 53:255-257, 2018
[4] 服部行紀，松原亜季子，関根茂樹，他．十二指腸の腫瘍・腫瘍様病変の病理診断—腫瘍様上皮性病変とそれら由来の腫瘍の病理学的特徴．胃と腸 46:1596-1603, 2011
[5] 平田敬，蔵原晃一，大城由美，他．十二指腸非乳頭部隆起性病変．胃と腸 53:1596-1606, 2018
[6] 八尾隆史，椛島章，上月俊夫，他．胃型分化型腺癌—新しい抗体を用いた免疫染色による癌の形質判定．胃と腸 34:477-485, 1999
[7] Hida R, Yamamoto H, Hirahashi M, et al. Duodenal neoplasms of gastric phenotype ; an immunohistochemical and genetic study with a practical approach to the classification. Am J Surg Pathol 41:343-353, 2017
[8] Kimura K, Takemoto T. An endoscopic recognition of atrophic border and its significance in chronic gastritis. Endoscopy 3:87-97, 1969
[9] 佐藤貴一．ヘリコバクター・ピロリ感染胃炎の診断における内視鏡—検査の重要性．Helicobacter Res 17:19-22, 2013
[10] Yagi K, Nakamura A, Sekine A. Characteristic endoscopic and magnified endoscopic findings in the normal stomach without *Helicobacter pylori* infection. J Gastroenterol Hepatol 17:39-45, 2002
[11] 日本胃癌学会(編)．胃癌取扱い規約，第15版．金原出版，2017
[12] 大腸癌研究会(編)．大腸癌取扱い規約，第8版．金原出版，2013
[13] 平田敬，蔵原晃一，八板弘樹，他．十二指腸非腫瘍性病変の拡大観察．胃と腸 54:246-258, 2019
[14] 蔵原晃一．十二指腸腺腫・癌(非乳頭部)の診断と治療—最近の動向．胃と腸 51:1515-1518, 2016
[15] 九嶋亮治．十二指腸非乳頭部における腫瘍様病変と腫瘍の組織発生．日消誌 115:160-167, 2018
[16] 蔵原晃一．知っておきたい十二指腸病変．胃と腸 53:1557-1561, 2018
[17] Toba T, Inoshita N, Kaise M, et al. Clinicopathological features of superficial non-ampurally duodenal epithelial tumor ; gastric phenotype of histology correlates to higher malignant potency. J Gastroenterol 53:64-70, 2018
[18] Yoshimura N, Goda K, Tajiri H, et al. Endoscopic features of nonampullary duodenal tumors with narrow band imaging. Hepatogastroenterology 57:462-467, 2010
[19] 稲土修嗣，藤浪斗，前田宣延，他．十二指腸の上皮性腫瘍—十二指腸上皮性腫瘍の内視鏡的鑑別診断．胃と腸 51:1543-1553, 2016
[20] Goda K, Kikuchi D, Yamamoto Y, et al. Endoscopic diagnosis of superficial non-ampullary duodenal epithelial tumors in Japan : Multicenter case series. Dig Endosc 26:23-29, 2014
[21] 藤澤貴史，友藤喜信，黒田信稔，他．腺管絨毛腺腫を伴う早期十二指腸癌の1例—本邦報告例249例の臨床病理学的検討．Gastroenterol Endosc 37:2768-2775, 1995
[22] Kikuchi D, Hoteya S, Iizuka T, et al. Diagnostic algorithm of magnifying endoscopy with narrow band imaging for superficial non-ampullary duodenal epithelial tumors. Dig Endosc 26:16-22, 2014
[23] Ushiku T, Arnason T, Fukayama M, et al. Extra-ampullary duodenal adenocarcinoma. Am J Surg Pathol 38:1484-1493, 2014
[24] Hijikata K, Nemoto T, Igarashi Y, et al. Extra-ampullary duodenal adenoma : a clinicopathological study. Histopathology 71:200-207, 2017
[25] Sakurai T, Sakashita H, Honjo G, et al. Gastric foveolar metaplasia with dysplastic changes Brunner gland hyperplasia : possible precursor lesions for Brunner gland adenocarcinoma. Am J Surg Pathol 29:1442-1448, 2005
[26] 遠藤佑香，藤原崇，荒川丈夫，他．十二指腸胃型腺腫8例の検討．Prog Dig Endosc 86:44-48, 2015
[27] 遠藤昌樹，松本主之，菅井有．十二指腸腫瘍の診断と治療．Gastroenterol Endosc 56:3763-3774, 2014
[28] 高橋誠，浜田修二，中村和彦，他．十二指腸の上皮性腫瘍の臨床診断と治療—Brunner腺由来の腺腫・癌の特徴．胃と腸 46:1619-1625, 2011

Summary

Clinical and Endoscopic Features of Superficial Non-ampullary Duodenal Epithelial Tumors and Tumor-like Lesions

Takashi Hirata[1], Koichi Kurahara,
Yumi Oshiro[2], Hiroki Yaita[1],
Shohei Uraoka, Yuichiro Yoshida,
Hiroshi Wachi, Hitomi Matsuba,
Hidetaka Yamamoto[3]

We retrospectively examined the clinical features of superficial non-ampullary duodenal epithelial tumors that were histopathologically diagnosed by endoscopic resection or surgical resection at our department. In total, 17 lesions from 17 cases of duodenal tumor of the intestinal phenotype (15 adenomas and two adenocarcinomas), eight lesions from 8 cases of duodenal tumor of mixed gastric and intestinal phenotype, and 29 lesions from 27 cases of duodenal tumor of the gastric phenotype were diagnosed. We observed duodenal tumors of intestinal phenotype and mixed gastric and intestinal phenotype in the descending portion in 17 cases (68%). Regarding the macroscopic appearance, 13 lesions (52%) were flat and 12 (48%) were protruded. WOS (White opaque substance) was detected in 21 lesions (84.0%) in duodenal tumors of the intestinal phenotype and mixed gastric and intestinal phenotype. We observed duodenal tumors of the gastric phenotype in the duodenal bulb in 22 cases (75.9%). Of the 25 duodenal tumors of the gastric phenotype, 17 lesions (58.6%) had submucosal tumor-like morphology and 10 (34.5%) were protruded. Duodenal tumors of the gastric phenotype often exhibited gastric-like mucosa on the surface layer.

Regarding the tumor-like lesions, 7 cases of Brunner's gland hyperplasia and hamartoma, 7 cases of crypt hyperplasia/hyperplastic polyps, and 4 cases of Peutz-Jeghers type polyps were diagnosed using endoscopic resection. Of the 7 cases of Brunner's gland hyperplasia/hamartoma, 4 exhibited submucosal tumor-like morphology and 5 exhibited gastric-like mucosa on the surface layer.

WOS may be useful for the detection of duodenal tumors of the intestinal phenotype and islands of gastric epithelium on the surface of the protruding lesions may be helpful for the detection of duodenal tumors of gastric phenotype.

Accurate endoscopic diagnosis of duodenal epithelial tumors and tumor-like lesions is challenging. The macroscopic appearance of duodenal tumor of the gastric phenotype is often protruded and preoperative biopsy diagnosis indicates relatively high accuracy ;

therefore, preoperative biopsy might be useful for the differential diagnosis between duodenal epithelial tumors of gastric phenotype and tumor-like lesions.

[1]Division of Gastroenterology, Matsuyama Red-cross Hospital, Matsuyama, Japan
[2]Department of Pathology, Matsuyama Red-cross Hospital, Matsuyama, Japan
[3]Department of Anatomic Pathology, Graduate School of Medical Sciences, Kyushu University, Fukuoka, Japan

十二指肠腺瘤和癌的NBI放大内镜观察的鉴别诊断

辻 重继[1]
中西 宏佳
津山 翔[2]
片柳 和义[3]
湊 宏
八尾 隆史[2]
八尾 建史[4]
土山 寿志[1]

摘要●目的：关于表在性非乳头部十二指肠上皮性肿瘤（SNADET），不仅是内镜诊断，关于病理组织学的诊断也没有明确的诊断标准。此次，以低异型度高分化型上皮性肿瘤的细胞形态发现为基础的新的病理组织学诊断算法作为金标准，探讨了NBI合用放大内镜（M-NBI）的诊断能力。方法：2008年10月—2017年11月，以未实施活体检查而实施M-NBI并实施内镜切除的34个病变为对象，对使用VSCS的M-NBI诊断功能进行了后方视研究。根据基于低异型度高分化型上皮性肿瘤的细胞形态发现的诊断算法，在修改后的维也纳分类中将病理诊断分为Category 3（C3）和Category 4（C4）。结果：C3的12例病变vs C4的22例病变，M-NBI对C4的诊断能力为，灵敏度95.5%，特异性58.3%，正确诊断率82.4%。但是，在M-NBI中存在将C3诊断为癌的局限性病变，特别是在有蒂的2例C3病变中，均被M-NBI误诊为癌。除去有蒂病变后M-NBI的诊断能力为：灵敏度95.5%，特异性70.0%，正确诊断率87.5%。结论：使用VSCS的M-NBI可能在SNADET的定性诊断中作为光学活检有用。但是，还存在内镜诊断和病理组织学诊断的背离病例，今后有必要在积累更多病例的基础上进行进一步的研究。

关键词 浅表性非乳头部十二指肠上皮性肿瘤（SNADET） 活检 NBI合用放大内镜 十二指肠肿瘤 十二指肠癌

[1]石川県立中央病院消化器内科 〒920-8530金沢市鞍月東2丁目1
E-mail : shigetsugu1909@yahoo.co.jp
[2]順天堂大学大学院医学系研究科人体病理病態学
[3]石川県立中央病院病理診断科
[4]福岡大学筑紫病院内視鏡部

前言

由于内镜检查病例数的增加、内镜设备的改进和内镜医生的认知度的提高，遇到非乳头部十二指肠上皮性肿瘤（superficial non-ampullary duodenal epithelial tumor，SNADET）的概率增加了[1]。另外，也有报告指出，SNADET的发生率本身也在增加[2]。但是，公认的内镜诊断标准还没有确立；另外，关于病理组织学的诊断也没有明确的标准。因此，即使是相同的病变，个体和医疗机构之间的病理组织学诊断和评价也存在差异。

SNADET的内镜治疗，在解剖学上内镜的操作性差，由于肌层薄、Brunner腺的存在，胆汁和胰液的暴露，其技术难度高，报告偶发症的频率也较高[2, 3]。

一般来说，高异型性及更严重的腺瘤病变适于治疗，如果是明显的低异型性腺瘤，可以考虑先行观察，因此希望提高术前内镜诊断的精度。

在食道、胃、大肠中，对消化道癌症合用NBI（narrow band imaging）放大内镜（magnifying endoscopy with NBI，M-NBI）诊断是不可或缺的，在早期胃癌诊断中，Yao等[7, 8]提倡的VSCS［vessel plus surface（VS）classification system］已经广泛普及。近年来，在SNADET中也有关于其定性的诊断的有效性的报告[1, 9-16]，笔者等[13, 17, 18]报告，在SNADET中，由于增加了基于活体检查的人工变化，M-NBI所见被修饰，正确的诊断变得困难。

八尾等[19]提出，十二指肠发生的肿瘤有肠型、胃型、胃肠混合型，病理诊断标准基本上采用和胃的诊断标准一样就可以了，提倡基于低异型性高分化型上皮性肿瘤的细胞形态发现的诊断算法。此次，对基于该诊断算法的病理组织学诊断金标准的未实施活体检查的SNADET的M-NBI的诊断能力进行了研究。

对象和方法

1. 对象

2008年10月—2017年11月期间，在本院对SNADET实施内镜切除的病例中，符合以下纳入标准且不符合排除标准的病变为观察对象。

1）纳入标准

（1）术前常规进行内镜（conventional white-light imaging，C-WLI，包括色素内镜观察）和M-NBI检查，通过两种观察法进行内镜观察，记录病变的内镜图像。

（2）充分进行切除标本的病理组织学检查的病变。

2）排除标准

（1）内镜观察时由转诊医生等已经实施了活体检查的病变。

（2）因黏液或白苔的附着及出血引起的M-NBI影像的评价困难或放大倍率不足而无法解析的病变。

（3）家族性大肠腺瘤。

2. 内镜系统和观察方法

笔者在例行检查中也导入了M-NBI，并在进行C-WLI后实施了M-NBI。使用的系统和设备为视频监控中心系统（EVIS LUCERA CV-260SL/ELITE CV-290，奥林巴斯公司生产）、高亮度光源装置（EVIS LUCERA CV-260SL/ELITE CLV-290SL，奥林巴斯公司生产）、带光学放大观察功能的内镜（GIF-Q240Z/H260Z/H290Z）。对于NBI观察结构时强调，B模式使用级别8，色彩强调使用模式1。在所有病变中进行C-WLI后实施了M-NBI。为了在最大倍率下进行放大观察时在对象与内镜尖端之间保持一定的焦距，在内镜尖端安装了黑色软罩（MAJ1989 for the GIF-Q240Z&H290Z，MAJ 1990 for the GIF-H260Z，奥林巴斯公司生产）。在最大倍率观察时，应尽可能并用浸水观察，当时为了不引起黏液的分泌和硬化，使用了生理盐水。

3. M-NBI诊断

由不知道病理组织学诊断结果的2名内镜医生（分别有15年、13年M-NBI经验）对第三方从本院的内镜图像整理系统中提取的观察病例M-NBI图像（每一病变5～10张）进行了回顾性评价。关于根据M-NBI所见的癌或者非癌的诊断体系，使用了Yao等[7, 8]提倡的VSCS，将以几乎最大倍率（全变焦）观察到的放大内镜图像作为判定的对象。具体来讲，在癌和非癌部的边界处发现明显的分界线，只要在分界线的内侧能够识别不规则的微血管构筑像和/或不规则的表面微细结构［irregular microsurface（MS）pattern］，就可诊断为癌，都不符合的情况可以诊断为非癌。对观察所见的判定依据是，在微血管构造图像中，个别微血管的形状是否均匀、分布的对称性、排列有无规则性，如果由于存在白色不透明物质（white opaque substance，WOS），在一个画面中不能对一半以上的微血管构造图像进行评价，则判定为 absent。在表面微观结构中，以腺窝边缘上皮（marginal crypt epithelium，MCE）、腺孔径（crypt-opening，CO）、窝间部（intervening part，IP）、WOS[20] 作为观察指标，对各个 S component 的形状是否均匀、分布的对称性、排列的规则性进行评价。在 NBI 非放大观察中发现肿瘤上皮 WOS 的病变，根据分布程度分为 4 级（0 级：无 WOS；1 级：WOS ≤ 1/3；2 级：WOS>1/3 和≤ 2/3；3 级：WOS>2/3）。

4. 病理诊断

关于内镜切除标本的病理组织学的诊断，详细内容将在另一篇文章中介绍（本书的八尾隆史所撰写的论文），八尾等 [19] 提倡的基于细胞分化和核形态的构造异型贫乏的十二指肠的高分化型上皮性肿瘤的诊断算法被用作金标准。基于 revised Vienna classification，根据病理组织学所见分为 C3（Category 3）和 C4（Category 4）两种。C3 是 mucosal low grade neoplasia，相当于低异型性腺瘤（low grade adenoma；LGA）。C4 为 mucosal high grade neoplasia，C4.1 为高异型性腺瘤（high grade adenoma；HGA），C4.2 相当于黏膜内癌（non-invasive carcinoma）。另外，为了评估黏液的性状，实施了免疫组织化学染色，作为①胃腺窝上皮细胞的标志，进行了 MUC5AC；②作为胃幽门腺细胞的标志，进行了 MUC6；③作为杯细胞的标志，进行了 MUC2；④作为小肠刷状边缘的标志，进行了 CD10 免疫染色。

5. 讨论项目

（1）SNADET 的临床病理学观察、常规内镜观察到的特征。

（2）M-NBI 对 C4 的鉴别诊断能力（灵敏度、特异性、阳性符合率、阴性符合率、正确诊断率）。

（3）M-NBI 所见与内镜切除标本的病理组织学诊断的关联性。

（4）病理组织学诊断的免疫组织学染色（MUC5AC、MUC6、MUC2、CD10）的阳性率。

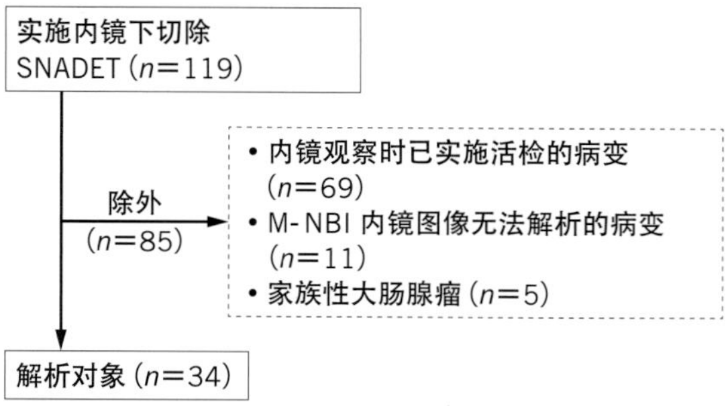

图1 最终解析流程图，我们将实施内镜切除的连续的 SNADET 34 例病变作为观察对象。

6. 统计分析

采用 student's t-test 比较两组之间的平均值，采用 χ^2 分析比较两组之间的频率，3 组之间的频率比较采用 $m \times n$ 分割表的分析。各统计分析均以 P 值小于 0.05 为有显著差异。对于 M-NBI 的灵敏度、特异性、正确诊断率，使用 95% 置信区间（confidence interval，CI）。

结果

1. SNADET 的临床病理学特征

2008 年 10 月至 2017 年 11 月期间，本院对 SNADET 实施了内镜下切除，进行切除标本的病理组织学检查的是 119 处病变。其中，内镜观察时已经进行了活检的有 69 处病变，M-NBI 内镜图像无法解析的有 11 处病变，排除了家族性肠道肿瘤 5 处，本研究以未实施活检、充分实施 M-NBI 的 34 处病变为对象（**图1**）。

本研究的分析对象 SNADET 34 处病变的临床病理学特征详见**表1**。内镜切除的标本的病理组织学诊断中，C3 的小肠型低异型性腺瘤为 12 处，C4 为 22 处，C4 细分结果是小肠型低异型性、高异型性混合腺瘤为 3 处病变，小肠型高异型性腺瘤为 15 处，腺癌有 4 处。在这两组的性别、年龄、肿瘤长径、肉眼分型、色调没有明显差别。关于病变所处部位，在 C3 中，所有的例子都是在肛门侧，而不是在降部的乳头，而 C4 中的 50%（11/22）是在球部或是降部乳头的入

表1 SNADET 的临床病理学特征（$n=34$）

组织型	Category 3（$n=12$）		Category 4（$n=22$）		P 值
性别（男:女）	11:1		19:3		0.65
平均年龄 ± SD	66 ± 7 岁		64 ± 10 岁		0.64
平均肿瘤长径 ± SD	8 ± 6mm		12 ± 7mm		0.16
局在部位（portion）					
十二指肠球部	0	(0%)	2	(9%)	0.0119
十二指肠降部					
乳头部至口侧	0	(0%)	9	(41%)	
乳头部至肛门侧	12	(100%)	11	(50%)	
肉眼型					
0–Ⅰ	2	(17%)	2	(9%)	0.48
0–Ⅱa	7	(58%)	10	(45%)	
0–Ⅱc/0–Ⅱc+Ⅱa	3	(25%)	10	(45%)	
色调					
发红	0	(0%)	2	(9%)	0.53
白色	3	(25%)	4	(18%)	
发红与白色混在	9	(75%)	16	(73%)	
WOS					
阳性	12	(100%)	19	(86%)	0.18
Grade 0：无 WOS，Grade 1：WOS ≤ 1/3	2	(17%)	12	(55%)	0.032
Grade 2：WOS>1/3 和≤ 2/3，Grade 3：WOS>2/3	10	(83%)	10	(45%)	

SD：标准差；WOS：白色不透明物质。

表2 未实施活检的 SNADET 中 M-NBI 的诊断和病理组织学的诊断明细（$n=34$）

M-NBI 诊断	病理组织学的诊断 Category 3	病理组织学的诊断 Category 4	合计
癌	5（42%）	21（95%）	26
非癌	7（58%）	1（5%）	8
合计	12	22	34

M-NBI：放大窄带成像。

口侧，两组之间存在明显差异。此外，在 C3 中，WOS 在所有病例中均为 86%（19/22），在这两组之间并无明显差别，但在 WOS 的密度方面，C3 中 83%（10/12）为 2 级以上（WOS>1/3），在 C4 中 59%（13/22）为 1 级以下（WOS ≤ 1/3），两者有显著差异。

2. 使用 VSCS 的 M-NBI 的 C3、C4 的鉴别诊断能力

在**表 2** 中列举了使用 VSCS 的 M-NBI 对 C4 的诊断能力结果。分别为灵敏度 95.5%（95%CI：77.2～100），特异性为 58.3%（95%CI：27.7～84.8），阳性符合率为 80.8%（95%CI：60.6～93.4），阴性符合率为 87.5%（95%CI：47.3～99.7），正确诊断率为 82.4%（95%CI：65.5～93.2）。VSCS 的确诊病例见［**病例 1，图 2**］［**病例 2，图 3**］［**病例 3，图 4**］。有 5 例将 C3 诊断为癌症的极限病变，特别是肉眼型有蒂（0–Ip 型）的 2 例病变，都是术后病理组织学诊断为 C3，但在 M-NBI 诊断中被误诊为癌症的［**病例 4，图 5**］。除有蒂的 2 例病变外，M-NBI 对 C4 的诊断能力（n=32）分别为：灵敏度 95.5%（95%CI：77.2～100），特异性 70.0%

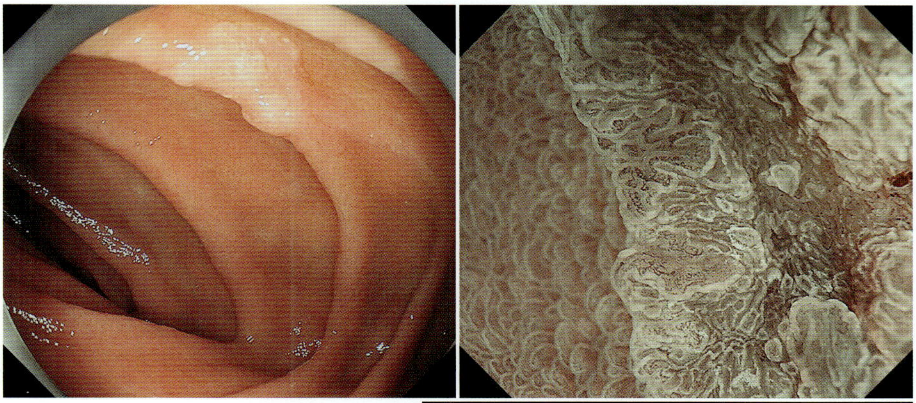

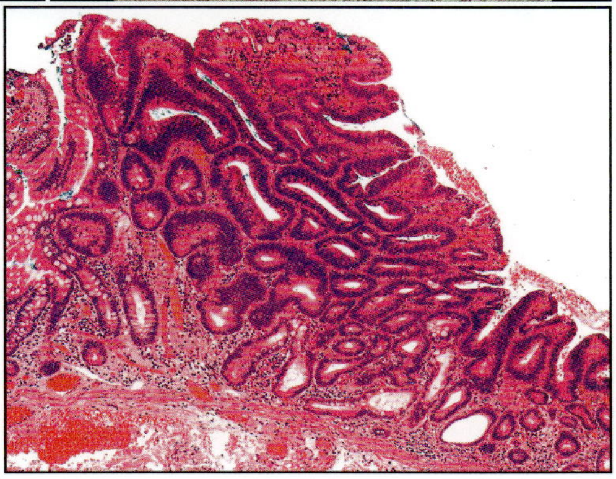

图2 **[病例 1]** VSCS 正确诊断病例。

a 常规内镜检查图像。这是未进行活检的病例。十二指肠下行部的乳头到肛门侧有 10mm 大的白色和淡红色混合的浅凹面扁平隆起性病变。

b M-NBI 图像。上皮下的微血管构造图像（MV pattern）因 WOS 而无法看透，判定为 absent MV pattern，并将表面微细结构（MS pattern）作为诊断指标。WOS 形状均匀，分布对称，排列呈规则的迷宫状，判定为 regular MS pattern (regular WOS)。VS classification system: absent MV pattern plus regular MS pattern with a demarcation line，诊断为低异型度腺瘤。

c EMR 切除标本的病理组织学图像。诊断为小肠型低异型度腺瘤。极性保持，具有纺锤形核的杯细胞的小肠型异型腺管呈管状增殖。

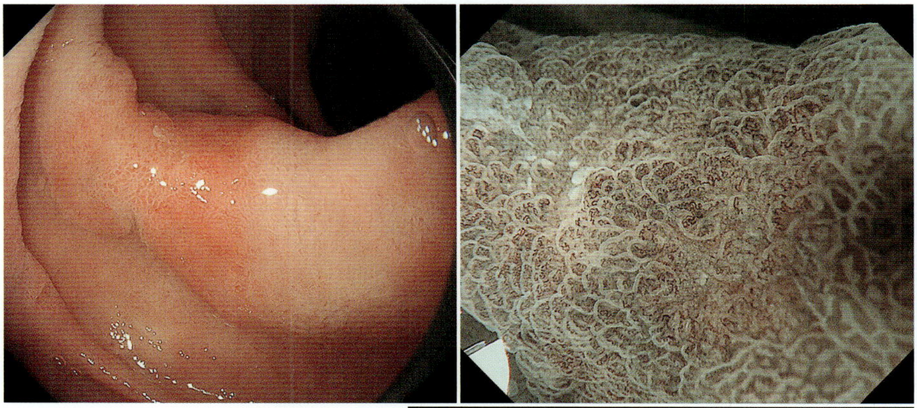

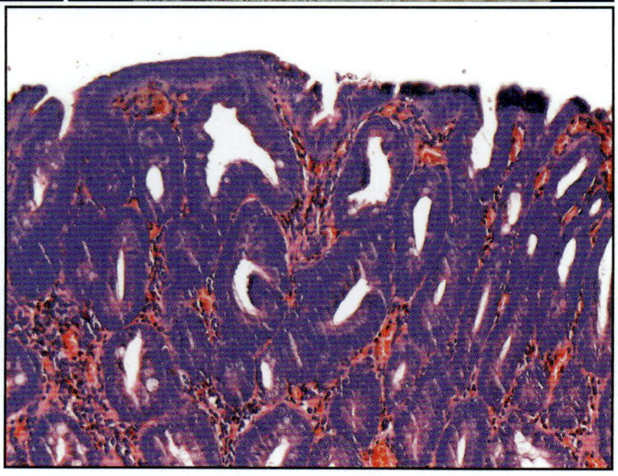

图3 **[病例 2]** VSCS 正确诊断病例。

a 常规内镜检查图像。这是未进行活检的病例。十二指肠下行部的乳头到口侧 15mm 大的发红与一部分白色混合的、浅凹陷性病变。

b M-NBI 图像。凹陷部的微血管构造图像（MV pattern），不规则的环状微血管在上皮下形成不规则的吻合，呈 irregular MV pattern。表面微细结构为（MS pattern）从类圆形到椭圆形、弧状、多边形等多种形态的腺窝边缘上皮不规则排列，可判定为 irregular MS pattern。VS classification system: irregular MV pattern plus irregular MS pattern with a demarcation line，诊断为高异型性腺瘤或黏膜内癌。

c EMR 切除标本的病理组织学图像。诊断为小肠型高异型性腺瘤。保持极性的小肠型腺管，N/C 比高的异型性腺管呈管状增殖。

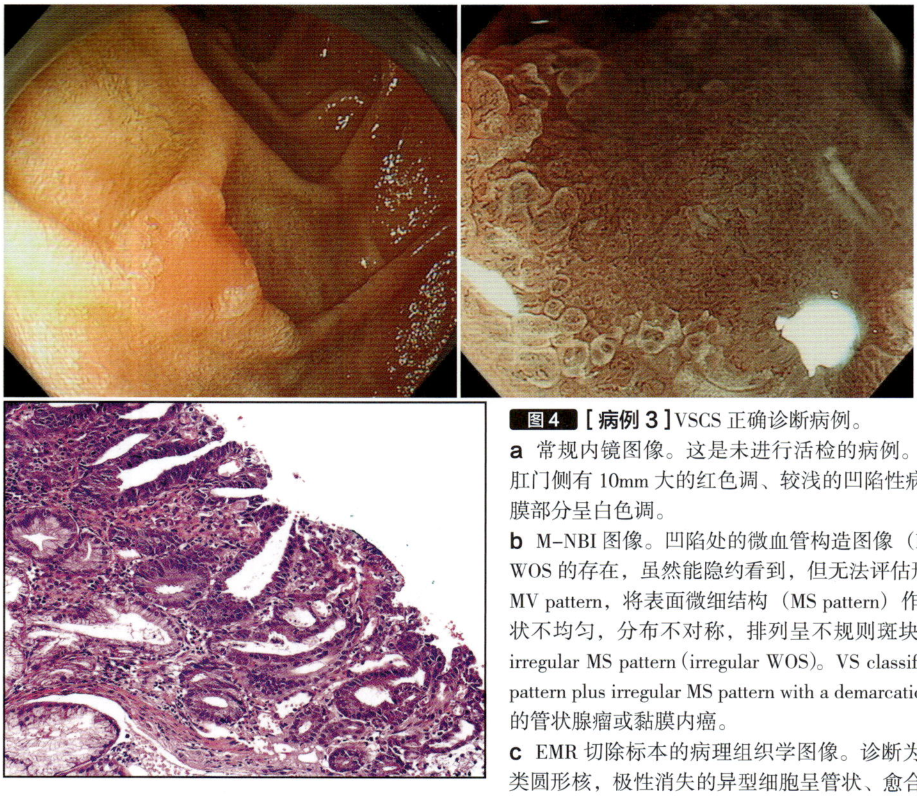

图4 **[病例 3]**VSCS 正确诊断病例。

a 常规内镜图像。这是未进行活检的病例。十二指肠下行部乳头至肛门侧有 10mm 大的红色调、较浅的凹陷性病变，病变边缘和背景黏膜部分呈白色调。

b M-NBI 图像。凹陷处的微血管构造图像（MV pattern）由于微小的 WOS 的存在，虽然能隐约看到，但无法评估形态，因此判定为 absent MV pattern，将表面微细结构（MS pattern）作为诊断指标。WOS 的形状不均匀，分布不对称，排列呈不规则斑块状或点状形态，判定为 irregular MS pattern（irregular WOS）。VS classification system: absent MV pattern plus irregular MS pattern with a demarcation line，诊断为高异型度的管状腺瘤或黏膜内癌。

c EMR 切除标本的病理组织学图像。诊断为腺癌。具有 N/C 比高的类圆形核，极性消失的异型细胞呈管状、愈合状增殖。

（95%CI：34.8～93.3），阳性符合率 87.5%（95%CI：67.6～97.3），阴性符合率 87.5%（95%CI：47.3～99.7），正确诊断率 87.5%（95%CI：71～96.5）。

3.VSCS 的 M-NBI 观察结果与病理组织学诊断的关联性

在**表 3** 中展示了 M-NBI 观察和内镜切除标本的病理组织学诊断的关联性。34 处病变中，全部确认了 demarcation line。在 19 处病变（56%，C3：C4=9：10）中，由于存在 WOS，微血管构筑像难以辨认，故判定为 absent MV pattern，C4 与 C3 相比，被判断为 irregular MV pattern 的病变明显增多（50% vs.8%，P=0.0423）。在包括 WOS 的表面微结构（S）的观察中，C4 与 C3 相比，被判断为 irregular MS pattern 的病变显著增多（95% vs.42%，P=0.0004）。

4. 病理组织学诊断的免疫组织化学研究

表 4 显示了病理组织诊断学的免疫组织学染色结果。C4 与 C3 相比，作为胃型的性状标记的 MUC5AC（36% vs.0%，P=0.0169）和 MUC6（77% vs.8%，P=0.0004）的出现明显多。作为肠型的性状标记的 MUC2 和 CD10 在两组之间没有明显差异。

讨论

SNADET 对腺瘤和癌症的鉴别诊断，不仅在常规内镜诊断中，在术前活检中也被认为是很困难的[2]。随着图像强化观察和放大内镜技术的发展，也期待着鉴别诊断的新进展，但是还没有确立高精度的诊断方法。活检和内镜诊断都很困难的原因之一是，病理医生之间没有取得一致的见解，腺瘤和良性恶性边界病变以及黏膜内癌的病理组织学的鉴别有时会很困难。因此，本研究将

a | b
c

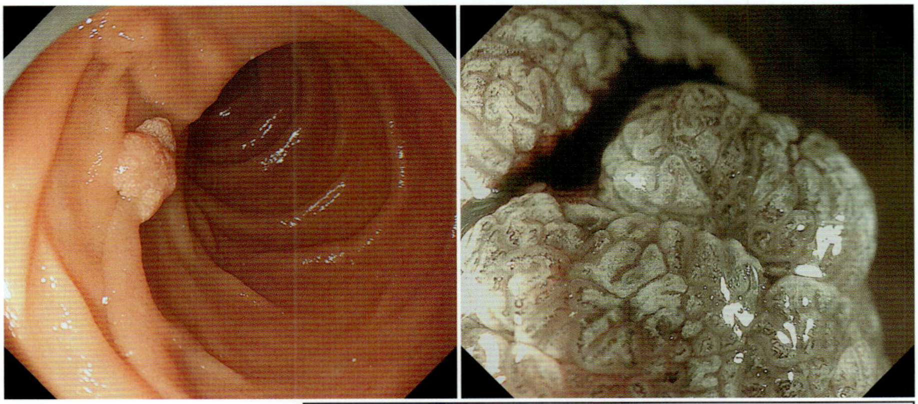

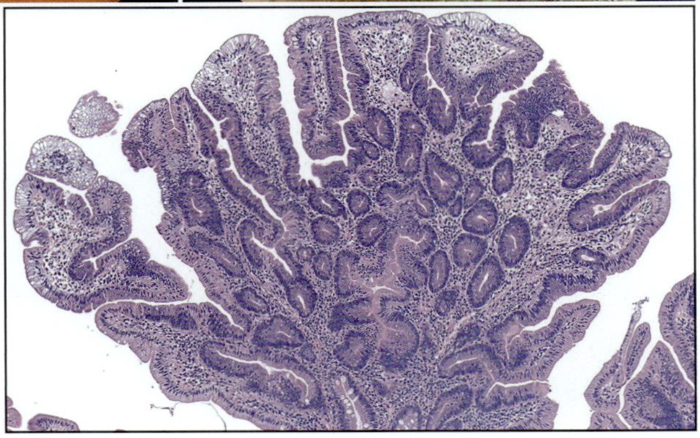

图5 **[病例 4]** VSCS 误诊、假阳性病例。

a 常规内镜图像。未实行活检的病例。从十二指肠下行部位的乳头到肛门侧有 6mm 大的白色和淡红色混合在一起的有蒂病变。

b M-NBI 图像。微血管构造图像（MV pattern）是不可能评估形式的，因为存在稍微可透视的 WOS，将表面微观结构用作诊断的指标，可判定为 absent MV pattern。WOS 的形状不均匀，分布不对称，排列呈不规则的斑点形式，判定为 irregular MS pattern（irregular WOS）。VS classification system：absent MV pattern plus irregular MS pattern with a demarcation line，诊断为高异型性管状腺瘤或黏膜内癌。

c EMR 切除标本的病理组织图像。诊断为小肠型低异型腺瘤。极性得以保持，具有纺锤形核、杯细胞的小肠型异型腺管呈管状增殖。

表3 **观察对象病变中组织学诊断分类 VSCS 的出现频率（$n=34$）**

组织型	Category 3（n=12）	Category 4（n=22）	P值
demarcation line	12（100%）	22（100%）	
microvascular pattern; V			
regular	2（17%）	1（5%）	
absent	9（75%）	10（45%）	
irregular	1（8%）	11（50%）	0.0423
microsurface pattern ; S			
regular	7（58%）	1（5%）	0.0004
irregular	5（42%）	21（95%）	

VSCS：vessel plus surface，分类系统。

表4 **SNADET 的免疫组化染色结果（$n=34$）**

组织型	Category 3（n=12）	Category 4（n=22）	P值
MUC5AC			
−	12（100%）	14（64%）	0.0169
+	0（0%）	8（36%）	
MUC6			
−	11（92%）	5（23%）	0.0001
+	1（8%）	17（77%）	
MUC2			
−	1（8%）	2（9%）	0.94
+	11（92%）	20（91%）	
CD10			
−	0（0%）	3（14%）	0.18
+	12（100%）	19（86%）	

使用低异型高分化型上皮性肿瘤的基于细胞形态发现的病理诊断算法[19]的病理组织学诊断作为金标准，评价了 M-NBI 的诊断能力。

笔者[13, 17, 18]曾发表报告指出，特别是在十二指肠的病变中，由于活检的人工参与，放大内镜观察会被加以修饰，有可能导致过度诊断。因此，本研究以未实施活检的病例为观察对象，研究了对 C4 的 M-NBI 的诊断。虽然是少数病例的逆向研究结果，但其M-NBI诊断的正确诊断率比现有的活检诊断的正确诊断率更高，而且除了有蒂性病变之外，还具有更高的诊断能力，提示了其在作为定性诊断的光学活检可能有用。特别是M-NBI诊断的灵敏度很高，通过M-NBI诊断判断为非癌的情况下，极有可能是C3，有可能判断为适用于观察。但是，特异性不够高，存在将C3判断为癌的特殊病例，认识到存在这种M-NBI诊断和病理组织学诊断产生背离的病例在日常诊疗中是很重要的。

SNADET的术前活检诊断的正确诊断率为68%～78%，比例较低[1，21，22]，另外，Kinoshita等[21]在术前活检病例中，内镜治疗时黏膜下局部注射后黏膜下层纤维化的“non-lifting sign（非抬举征）”被确定为24.6%。在十二指肠中，由于肠壁较薄，受胰液、胆汁直接暴露的影响，进行活检容易产生黏膜下层的纤维化，这可能会给之后的内镜治疗带来困难[23，24]。笔者[25]也报告了由于先前的活检造成纤维化的影响，在EMR（endoscopic mucosal resection）时出现术中穿孔的病例。利用内镜对上皮性肿瘤和非肿瘤进行鉴别诊断，特别是对于肠型肿瘤的鉴别比较容易，特别是对于平坦、凹陷性病变应避免轻易进行活检。应考虑尽可能不进行活检而进行内镜检查治疗，应进行包括M-NBI在内的详细检查，以便决定治疗方案。另一方面，关于胃型肿瘤，由于其发病部位的多样性，很难钳住，因为比较高的肿瘤比较多，如果从顶部进行活检的话，有可能避免黏膜下层的纤维化，进行必要的最小限度的活检，获得病理组织学的信息也是一种手段[2]。

作为对SNADET的M-NBI的定性诊断报告，Yoshimura等[9]报告说，与C3相比，C4具有黏膜花纹模糊化（obscure mucosal pattern）和网状微血管像（network microvascular pattern）的特征。Kikuchi等[10，14]将黏膜微细花纹由多个图案构成的作为混合类型，作为验证实验进行了研究，混合类型为C4以上时的正确诊断率为78.8%。Mizumoto等[16]认为，通过在大肠肿瘤中使用广岛NBI放大观察鉴定分类，判断为Type C的病变为C4的正确诊断率为87%，与在结晶紫染色下放大观察中pit pattern分类的结果相同，可以更简便地在短时间内进行诊断，提供可能有用的报告。

在本研究中，一半的C4在十二指肠球部或降部的乳头到口侧被发现，胃型的性状标记的表达较多。从形态学上来看，十二指肠到乳头一带是前肠，从乳头部的肛门侧开始整个小肠是中肠。因此，乳头附近存在与胃黏液腺具有同样性质的Brunner腺，通过糜烂和溃疡分化成胃腺窝上皮。另外，在十二指肠黏膜和Brunner腺内也经常观察到胃底部腺型细胞，十二指肠发生的肿瘤表现为由小肠型上皮化生引发的肠型，胃上皮化生和Brunner腺过度形成，由异位性胃黏膜构成的肿瘤样病变引发的胃型，以及具有它们的混合型表型的胃肠混合型[19，26]。关于病变部位，报告显示近位十二指肠的胃型，远位十二指肠的肠型的比例较高，推测这与肿瘤病变的分布有关[27]。松原等[28，29]研究发现在胃腺窝上皮化生、异位性胃黏膜、幽门腺胃腺瘤、胰腺管内乳头黏液性肿瘤中，GNAS/KRAS变异的频率较高，在具有GNAS变异的胃癌中，MUC5AC明显呈强阳性，报告指出，腺窝上皮化生或异位性胃黏膜有可能是幽门腺瘤或腺癌的前驱病变。Toba等[30]报告称，高异型性腺瘤/癌方面与低异型度腺瘤相比，MUC5AC、MUC6、p53的表达明显增高，CD10、CDX2的表达明显减少，SNADET的胃型性状的出现被视为预测异型度高的病变，这是积极的内镜治疗的适应证。

关于肠型腺瘤、黏膜内癌的切除，稻土等[31]报告说，吸收上皮细胞内的脂肪粒——绒毛的白化是很好的指标，八尾等[32]报告说，WOS存在于包括十二指肠在内的整个消化道的上皮性病变中。本研究着眼于在SNADET中以高频率被认可的WOS的分布，C4中半数以上为Grade 1以下（WOS ≤ 1/3）。二村等[33]认为，在观察的病例中，所有的癌症都具有胃型性状，着眼于用抗adipophilin抗体标记的上皮内的脂肪滴，而在腺癌中，脂肪滴的量比腺瘤少，在纯胃型的癌症病例中没有观察到。稻土等[31]报告了胃型性状癌中未发现绒毛白化，而远藤等[34]则认为，虽然4例非白化为胃型性状，但3例胃型病例也发现了白化，也指出了进一步研究的必要性。关于胃的上皮性肿瘤，对于胃上皮性肿瘤，在具有胃型黏液性状的分化型癌和未分化型癌中没有发现WOS，也没有发现adipophilin[20, 35]，WOS被报告为在诊断肠上皮化生和肿瘤中的肠型表型性状时有用的独立指标[36]。在本研究中，34例中有1例是纯胃型性状癌，没有WOS。在十二指肠中，具有WOS的肿瘤至少具有肠型或胃肠型的黏液性状。据推测，如果肿瘤的分化不同，则会呈现不同的细胞内脂质代谢异常，黏液性状有望成为阐明肿瘤组织发生及病理的一个目标。

本研究存在局限性，首先这是一个使用单一病例进行的回顾性研究，并且由于使用了未实施活检的病例，所以观察对象病例数量较少。其次，本研究采用的是属于M-NBI专家的内镜医生对已经记录的图像进行结果判定，不是实时的诊断。另外，没有将M-NBI观察结果和术后病理组织图像进行严格的对比。今后有必要进行更多的具有前瞻性的实验研究，以便进行该方面知识的验证。

结语

使用VSS的M-NBI在SNADET的鉴别诊断中是有用的，并且可能在用作定性诊断的光学活检中有用。在SNADET中，不仅是通常的内镜诊断，术前活检的诊断精度还不够，通过活检有时会发生黏膜下层的纤维化，使内镜下将其切除变得困难，提示了包括M-NBI在内的放大图像增强观察的诊断在临床上是重要的。

参考文献

[1] Goda K, Kikuchi D, Yamamoto Y, et al. Endoscopic diagnosis of superficial non-ampullary duodenal epithelial tumors in Japan：Multicenter case series. Dig Endosc 26：23-29, 2014

[2] 後藤修，山本頼正，矢作直久．十二指腸腫瘍における内視鏡診療の最前線．日消誌 115：168-176, 2018

[3] Yamamoto Y, Yoshizawa N, Tomida H, et al. Therapeutic outcomes of endoscopic resection for superficial non-ampullary duodenal tumor. Dig Endosc 26（Suppl 2）：50-56, 2014

[4] 小野裕之，貝瀬満，野中哲，他．十二指腸非乳頭部腫瘍に対する内視鏡治療と偶発症の現状．胃と腸 51：1585-1592, 2016

[5] Okada J, Fujisaki J, Kasuga A, et al. Sporadic nonampullary duodenal adenoma in the natural history of duodenal cancer：a study of follow-up surveillance. Am J Gastroenterol 106：357-364, 2011

[6] Dixon MF. Gastrointestinal epithelial neoplasia：Vienna revisited. Gut 51：130-131, 2002

[7] Yao K, Takaki Y, Matsui T, et al. Clinical application of magnification endoscopy and narrow-band imaging in the upper gastrointestinal tract：new imaging techniques for detecting and characterizing gastrointestinal neoplasia. Gastrointest Endosc Clin N Am 18：415-433, 2008

[8] Yao K, Anagnostopoulos GK, Ragunath K. Magnifying endoscopy for diagnosing and delineating early gastric cancer. Endoscopy 41：462-467, 2009

[9] Yoshimura N, Goda K, Tajiri H, et al. Endoscopic features of nonampullary duodenal tumors with narrow-band imaging. Hepatogastroenterology 57：462-467, 2010

[10] Kikuchi D, Hoteya S, Iizuka T, et al. Diagnostic algorithm of magnifying endoscopy with narrow band imaging for superficial non-ampullary duodenal epithelial tumors. Dig Endosc 26：16-22, 2014

[11] Tsuji S, Doyama H, Tsuji K, et al. Preoperative endoscopic diagnosis of superficial non-ampullary duodenal epithelial tumors, including magnifying endoscopy. World J Gastroenterol 21：11832-11841, 2015

[12] 藤浪斗，稲土修嗣．早期十二指腸腫瘍の内視鏡診断．胃と腸 50：629-639, 2015

[13] 辻重継，土山寿志，辻国広，他．生検未施行の十二指腸上皮性腫瘍に対するNBI併用拡大内視鏡の有用性．胃と腸 51：1554-1565, 2016

[14] 菊池大輔，布袋屋修，飯塚敏郎，他．十二指腸上皮性腫瘍の内視鏡診断—NBI拡大内視鏡を用いた十二指腸非乳頭部腫瘍の診断．胃と腸 51：1566-1574, 2016

[15] 山本頼正，堀内裕介，大前雅実，他．十二指腸腫瘍・癌の拡大観察診断．臨消内科 32：1719-1725, 2017

[16] 16) Mizumoto T, Sanomura Y, Tanaka S, et al. Clinical usefulness of magnifying endoscopy for non-ampullary duodenal tumors. Endosc Int Open 5：E297-302, 2017

[17] 辻重継，土山寿志．十二指腸上皮性非乳頭部腫瘍の診断を巡って—NBI併用拡大内視鏡．臨消内科 33：1245-1252, 2018

[18] 辻重継，片柳和義，車谷宏，他．十二指腸上皮性腫瘍における拡大内視鏡の応用と臨床的取り扱い．胃と腸 54：259-264, 2018

[19] 津山翔，八尾隆史．十二指腸上皮性非乳頭部腫瘍の臨床病理と分子生物学を巡って—臨床病理概論．臨消内科 33：1217-1224, 2018

[20] Yao K, Iwashita A, Tanabe H, et al. White opaque substance within superficial elevated gastric neoplasia as visualized by magnification endoscopy with narrow-band imaging：a new optical sign for differentiating between adenoma and carcinoma. Gastrointest Endosc 68：574-580, 2008

[21] Kinoshita S, Nishizawa T, Ochiai Y, et al. Accuracy of biopsy for the preoperative diagnosis of superficial nonampullary duodenal adenocarcinoma. Gastrointest Endosc 86：329-332, 2017

[22] Kakushima N, Kanemoto H, Sasaki K, et al. Endoscopic and

biopsy diagnoses of superficial, nonampullary, duodenal adenocarcinomas. World J Gastroenterol 21:5560–5567, 2015
[23]蔵原晃一．十二指腸腺腫・癌（非乳頭部）の診断と治療―最近の動向．胃と腸 51:1515–1518, 2016
[24]西澤俊宏，木下聡，浦岡俊夫．十二指腸腫瘍の診断と内視鏡治療の最前線．Gastroenterol Endosc 60:1059–1067, 2018
[25]土山寿志，松永和大，川崎梓，他．十二指腸非乳頭部腫瘍に対するEMR．消内視鏡 28:1041–1047, 2016
[26]九嶋亮治．十二指腸非乳頭部における腫瘍様病変と腫瘍の組織発生．日消誌 115:160–167, 2018
[27]田邉寛，岩下明德，原岡誠司，他．十二指腸の腫瘍・腫瘍様病変の病理診断―腺腫と癌の診断基準と臨床病理学的特徴．胃と腸 46:1587–1595, 2011
[28]松原亜季子，九嶋亮治，鈴木晴久，他．十二指腸の腫瘍様病変と上皮性腫瘍におけるGNAS遺伝子解析．胃と腸 51:1603–1612, 2016
[29]Matsubara A, Ogawa R, Suzuki H, et al. Activating GNAS and KRAS mutations in gastric foveolar metaplasia, gastric heterotopia, and adenocarcinoma of the duodenum. Br J Cancer 112:1398–1404, 2015
[30]Toba T, Inoshita N, Kaise M, et al. Clinicopathological features of superficial non–ampurally duodenal epithelial tumor ; gastric phenotype of histology correlates to higher malignant potency. J Gastroenterol 53:64–70, 2018
[31]稲土修嗣，藤浪斗，前田宜延．十二指腸上皮性腫瘍の内視鏡的鑑別診断．胃と腸 51:1543–1553, 2016
[32]八尾建史，上尾哲也，遠城寺宗近，他．拡大内視鏡により視覚化される白色不透明物質．胃と腸 51:711–726, 2016
[33]二村聡，石橋英樹，船越禎広，他．十二指腸上皮性腫瘍の病理組織学的特徴．胃と腸 51:1519–1528, 2016
[34]遠藤昌樹，松本主之，菅井有．十二指腸腫瘍の診断と治療．Gastroenterol Endosc 56:3763–3774, 2014
[35]Gushima R, Yao T, Kurisaki–Arakawa A, et al. Expression of adipophilin in gastric epithelial neoplasia is associated with intestinal differentiation and discriminates between adenoma and adenocarcinoma. Virchows Arch 468:169–177, 2016
[36]Matsushita M, Mori S, Uchida K, et al. "White opaque substance" and "light blue crest" within gastric flat tumors or intestinal metaplasia : same or different signs? Gastrointest Endosc 70:402–403, 2009

Summary

Magnifying Endoscopy with Narrow-Band Imaging for Superficial Non-ampullary Duodenal Epithelial Tumors before Biopsy

Shigetsugu Tsuji[1], Hiroyoshi Nakanishi,
Sho Tsuyama[2], Kazuyoshi Katayanagi[3],
Hiroshi Minato, Takashi Yao[2],
Kenshi Yao[4], Hisashi Doyama[1]

Aim : We previously reported that M-NBI (magnifying endoscopy with narrow band imaging) findings in SNADETs (superficial non-ampullary duodenal epithelial tumors) can be modified by biopsy. This study aims to evaluate the diagnostic performance of M-NBI in SNADETs before biopsy.

Methods : We retrospectively analyzed the M-NBI images before biopsy and the resected specimens of 34 consecutive SNADETs. Lesions were classified into two groups according to the Vienna classification : category 3 (12 lesions, 35%) and category 4 (22 lesions, 65%). The correlation between the characteristics of microvascular and microsurface findings at M-NBI and histopathological diagnosis of SNADETs were also evaluated. Diagnosis of M-NBI was conducted according to the VS (vessel plus surface) classification system, which is established for the early diagnosis of gastric cancer.

Results : The accuracy, sensitivity, and specificity of preoperative diagnoses using M-NBI according to the VS classification system were 82%, 96%, and 58%, respectively ; furthermore, the accuracy, sensitivity, and specificity of the preoperative diagnoses except for pedunculated lesions were 88%, 96%, and 70%, respectively.

Conclusions : The accuracy of M-NBI according to the VS classification system in SNADETs was found to be notable for distinguishing carcinomas from benign lesions ; therefore, application of M-NBI endoscopy in SNADETs before biopsy is of great significance for clinical practice. However, additional advantages of M-NBI endoscopy remain unclear, and further studies need to be conducted.

---

[1]Department of Gastroenterology, Ishikawa Prefectural Central Hospital, Kanazawa, Japan
[2]Department of Human Pathology, School of Medicine, Juntendo University, Tokyo
[3]Department of Diagnostic Pathology, Ishikawa Prefectural Central Hospital, Kanazawa, Japan
[4]Department of Endoscopy, Fukuoka University Chikushi Hospital, Chikushino, Japan

主题 十二指肠腺瘤·癌的诊断

非乳头部十二指肠SM癌12例

吉水 祥一[1]
河内 洋[2]
山本 赖正[3]
中野 薫[1]
铃木 桂悟
石冈 充彬
土方 一范
渡海 义隆
赤泽 直树
城间 翔
并河 健
堀内 裕介
石山 晃世志
由雄 敏之
平泽 俊明
土田 知宏
伊藤 宽伦[4]
藤崎 顺子[1]

摘要●以笔者所在医院2008年4月—2018年4月共10年间内镜下或外科切除的非乳头部十二指肠SM癌患者12例（12处病变）为研究对象，探讨其临床病理组织学观察结果。患者的性别、年龄没有特征性倾向。肿瘤所在部位，乳头口侧有10处病变，乳头肛门侧只有2处病变，乳头口侧的病变较多。肿瘤直径的中位数值（范围）为14（7～70）mm，但有4处病变在10mm以下，即使肿瘤直径很小，也有显示SM深部浸润的病变。色调方面，发红色有8处病变，同色调、白色共有4处病变。肉眼型方面，隆起型（0–Is型、0–Ⅱa型）有6处病变，复合型（0–Ⅱa+Ⅱc型、0–Ⅱa+Is型）有6处病变，没有凹陷型。主要组织类型为pap有2处病变，tub1/tub2有7处病变，por/sig有3处病变。SM浸润距离中位数值（范围）为1100（400～3000）μm，半数的（6处）病变被认定为血管浸润。在取材淋巴结的11处病变中，确诊有淋巴结转移的有5处，淋巴结转移率为46%。肿瘤的性状表现为胃型病变4处，胃肠混合型病变7处，肠型病变1处，胃型标记物（MUC5AC、MUC6）阳性率为92%（11/12病变）。虽然指出了以上的特征，但由于观察病例较少，还需要今后进一步积累病例。

关键词 **非乳头部十二指肠SM癌　淋巴结转移　胃型性状　肠型性状**

[1]がん研有明病院消化器内科
〒135-8550東京都江東区有明3丁目8-31（臨海副都心）
E-mail : shoichi.yoshimizu@jfcr.or.jp
[2]同　病理部
[3]昭和大学藤が丘病院内視鏡センター
[4]がん研有明病院肝胆膵外科

序言

十二指肠非乳头部上皮性肿瘤是发生率较低的肿瘤之一[1]。近年来，随着上消化道内镜检查的普及，其发现率有增加的趋势，但目前还没有确定的诊断和治疗方针。非乳头部十二指肠SM癌（SM癌），与其他脏器癌症一样有转移风险，淋巴结转移阳性例提示预后不良。但是，SM癌由于其发生率低，内镜特征和病理组织学特征不明显。本文介绍了在笔者对所在医院接受治疗的12例SM癌的临床病理组织学观察分析的结果，并详细介绍了1例SM癌临床过程中预

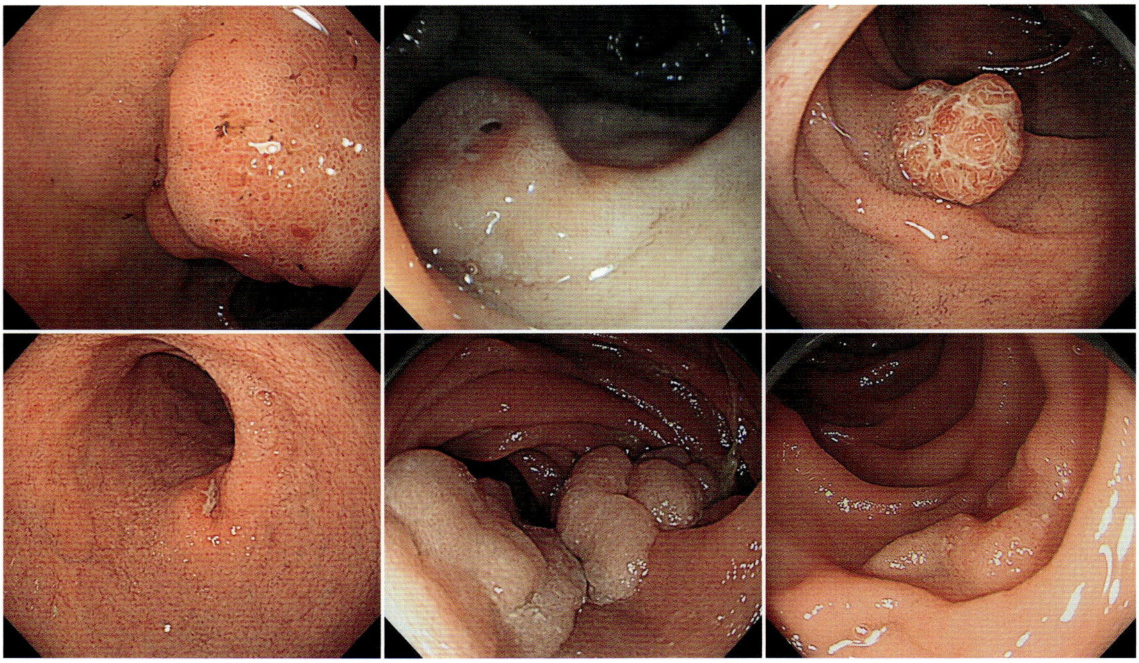

a	b	c
d	e	f

图1 十二指肠 SM 癌的内镜观察。
a［病例 1］第一部分。
b［病例 2］第二部分（乳头口侧）。表面平滑的隆起性病变，色调相同。
c［病例 3］第二部分（乳头口侧）。表面凹凸不整的隆起性病变，色调发红。
d［病例 4］第二部分（乳头口侧）。是伴随凹陷的隆起性病变，色调发红。
e［病例 5］第三部分。表面平滑，有凹凸的隆起性病变，色调为白色。
f［病例 6］第二部分（乳头肛门侧）。是伴随凹陷的隆起性病变，色调发红。

后不良的病例。

对象和方法

以 2008 年 4 月—2018 年 4 月共 10 年间在笔者所在医院内镜或外科切除的非乳头部十二指肠 SM 癌 12 例（12 处病变）为研究对象。另外，与主乳头接触的病变有时难以与十二指肠乳头部癌进行鉴别，因此排除在研究对象之外。

对每个病例的临床表现、年龄、性别、病变部位、肉眼观类型、色调、肿瘤直径、治疗方法、病理组织学的观察结果、组织型、浸润深度（SM 浸润距离）、血管浸润、淋巴结转移、性状表现等进行了评价。根据“Paris 内镜分类”[3]，肉眼分型分为隆起型（0–Ⅰp 型、0–Ⅰs 型、0–Ⅱa 型）、凹陷型（0–Ⅱc 型）、复合型（0–Ⅱa 型、0–Ⅱc 型）。肿瘤的组织型根据“胃癌处理规章第 15 版”[4]，在主组织型的基础上又记载了副组织型。对各病变的代表性切片，使用胃型标记物（MUC5AC、MUC6）和肠型标记物（MUC2、CD10）进行免疫组织化学染色，计算出肿瘤内各种标记物阳性细胞数的比例，在 10% 以上时诊断为阳性。根据各种标志物的发现结果，将肿瘤的性状分为胃型（胃型标志物为阳性）、胃肠混合型（胃型和肠型标志物均为阳性）、肠型（肠型标志物为阳性）和无性状型（无阳性标志物）。

结果

12 例 SM 癌的内镜图像如**图 1** 所示，临床病理组织学观察结果如**表 1** 所示。患者的性别、年

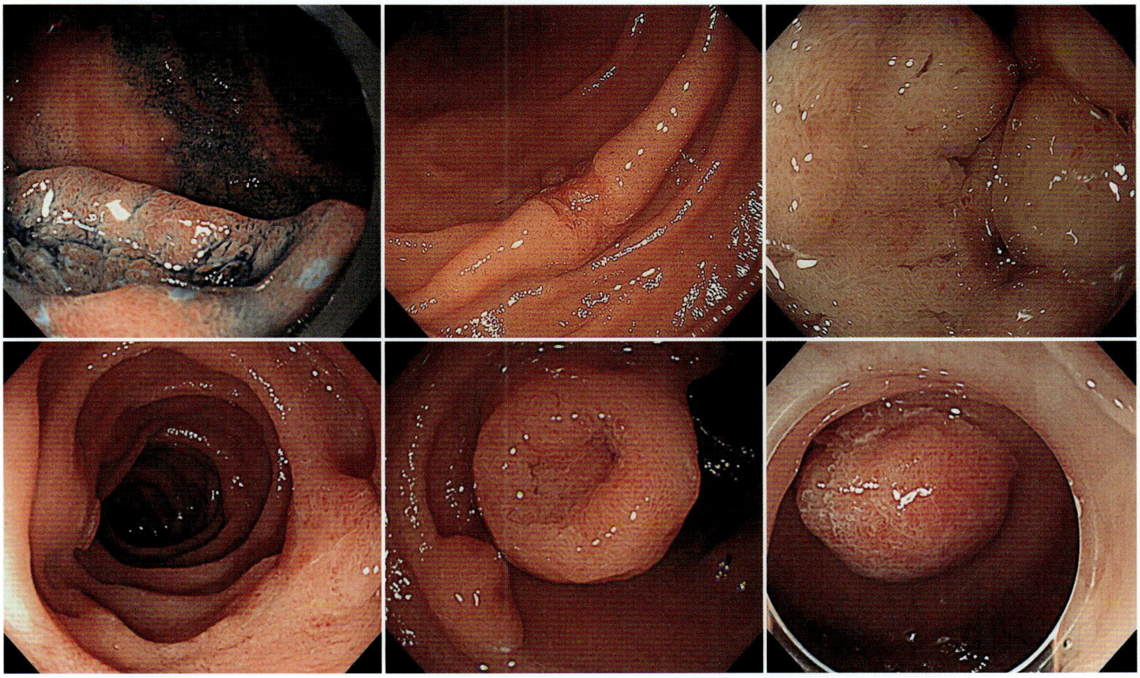

g	h	i
j	k	l

图1 续
g [**病例 7**] 第二部分（乳头口侧）。伴有凹陷的隆起性病变，凹陷处略显发红。
h [**病例 8**] 第二部分（乳头口侧）。伴随凹陷的隆起性病变，凹陷处发红。Kerckring 褶皱变粗。
i [**病例 9**] 第一部分。表面光滑、凹凸不平的隆起性病变，色调相同。
j [**病例 10**] 第二部分（乳头口侧）。是伴有塌陷的隆起性病变，色调发红。
k [**病例 11**] 第二部分（乳头口侧）。顶部有凹陷，SMT（submucosal tumor）样的平缓隆起性病变，色调相同。
l [**病例 12**] 第一部分。表面平滑的隆起性病变，色调发红。

龄没有特征性倾向。肿瘤所在部位，第一部分有 3 处病变，第二部分有 8 处病变，第三部分有 1 处病变。Vater 与乳头的关系是，乳头口侧有 10 处病变，乳头肛门侧只有 2 处病变，乳头口侧的病变较多。肿瘤直径中位数值（范围）为 14（7～70）mm，最小肿瘤直径为 7mm。12 处病变中有 4 处病变小于 10mm，肿瘤直径虽小，但显示为 SM 深部浸润。色调方面，发红色有 8 处病变，同色调、白色有 4 处病变。肉眼型方面，隆起型（0–Is 型、0–Ⅱa 型）有 6 处病变，复合型（0–Ⅱa+Ⅱc 型、0–Ⅱa+Is）有 6 处病变，没有凹陷型病变。手术方式为：亚全胃保存胰头十二指肠切除术 6 处病变，幽门侧胃切除术 2 处病变，外科部分切除 / 楔状切除 2 处病变，内镜切除 2 处病变。主组织型方面，pap 为 2 处病变，tub1/tub2 为 7 处病变，por/sig 为 3 处病变，SM 浸润距离中位数值（范围）为 1100（400～3000）μm。血管浸润有 6 处阳性病变，6 处阴性病变，半数为血管浸润阳性。在淋巴结转移方面，进行淋巴结廓清的 11 处病变中有 5 处为阳性，淋巴结转移率为 46%。肿瘤的性状表现为胃型病变 4 处，胃肠混合型病变 7 处，肠型病变 1 处，无性状型病变。

淋巴结转移与主组织型及 SM 浸润距离的关系如**表 2** 所示。两种组织型均有淋巴结转移阳性的病例，但 por/sig 的 3 处病变均为淋巴结转移阳性。另外，在按 SM 浸润距离的研究中，SM 浸润距离小于 500μm 的 4 处病变中有 2 处是淋巴结转移阳性。

表 3 展示出了主组织型和性状表达的关系。主组织型为 pap 2 的病变为胃肠混合型。por/sig

表1 十二指肠 SM 癌的临床病理组织学观察

病例	年龄（岁）/性别	病变部位	与乳头的关系	肉眼型	色调	肿瘤直径（mm）	术式	主组织型	副组织型	SM 浸润距离（μm）	血管浸润	淋巴结转移	性状表达
1	67/F	1st	口侧	复合型（0–Ⅱa+Ⅰs）	发红	33	DG	pap	tub2	700	+	+	胃肠混合型
2	83/M	2nd	口侧	隆起型（0–Ⅰs）	同色调	7	SSPPD	tub2	tub1	400	+	–	胃肠混合型
3	64/F	2nd	口侧	隆起型（0–Ⅰs）	发红	10	SSPPD	por	tub2	400	+	+	胃型
4	49/F	2nd	口侧	复合型（0–Ⅱa+Ⅱc）	发红	15	SSPPD	por	tub2	1800	–	+	胃型
5	56/F	3rd	肛门侧	隆起型（0–Ⅱa）	白色	28	楔状切除	tub1	tub2	1500	–	–	肠型
6	57/M	2nd	肛门侧	复合型（0–Ⅱa+Ⅱc）	发红	28	部分切除	tub1	pap	450	–	–	胃肠混合型
7	67/F	2nd	口侧	复合型（0–Ⅱa+Ⅱc）	发红	12	SSPPD	tub1	pap	700	–	–	胃肠混合型
8	76/M	2nd	口侧	复合型（0–Ⅱa+Ⅱc）	发红	10	SSPPD	tub2	por	2000	+	–	胃型
9	80/M	1st	口侧	隆起型（0–Ⅰs）	同色调	70	DG	tub2	tub1	400	–	+	胃肠混合型
10	72/M	2nd	口侧	复合型（0–Ⅱa+Ⅱc）	发红	7	SSPPD	por	sig	2200	+	+	胃肠混合型
11	59/M	2nd	口侧	隆起型（0–Ⅰs）	同色调	13	内镜切除	tub2	—	3000	+	未廓清	胃型
12	68/F	1st	口侧	隆起型（0–Ⅰs）	发红	15	内镜切除	pap	tub1	3000	–	–	胃肠混合型

DG：幽门侧胃切除术；SSPPD：亚全胃保存胰头十二指肠切除术。

表2 十二指肠 SM 癌淋巴结转移与主组织型及 SM 浸润深度的关系

	例数	淋巴结转移	
		阴性（$n=6$）	阳性（$n=5$）
主组织型			
pap	2	1（50%）	1（50%）
tub1/tub2	6	5（83%）	1（17%）
por/sig	3	0	3（100%）
SM 浸润距离（μm）			
＜500	4	2（50%）	2（50%）
500 ≤	7	4（57%）	3（43%）

表3 十二指肠 SM 癌的主组织型与性状表达的关系

	pap（$n=2$）	tub1/tub2（$n=7$）	por/sig（$n=3$）
胃型	0	2（29%）	2（67%）
胃肠混合型	2（100%）	4（57%）	1（33%）
肠型	0	1（14%）	0

的 3 处病变中，胃型病变为 2 处，胃肠混合型病变为 1 处，pap 和 por/sig 未见肠型病变。tub1/tub2 的 7 处病变中，胃型有 2 处病变，胃肠混合型有 4 处病变，肠型有 1 处病变，均可见到表型。

病例

［**病例 1**］

患者：60 多岁，女性。

主诉：无。

既往史：阑尾炎术后椎间盘突出症。

家族史：没有特别事项。

现病史：在笔者所在医院体检中心接受了 PET-CT（positron emission tomography with computed tomography）的体检，确认上腹部有肿块，所以以进一步检查治疗为目的，被介绍到笔

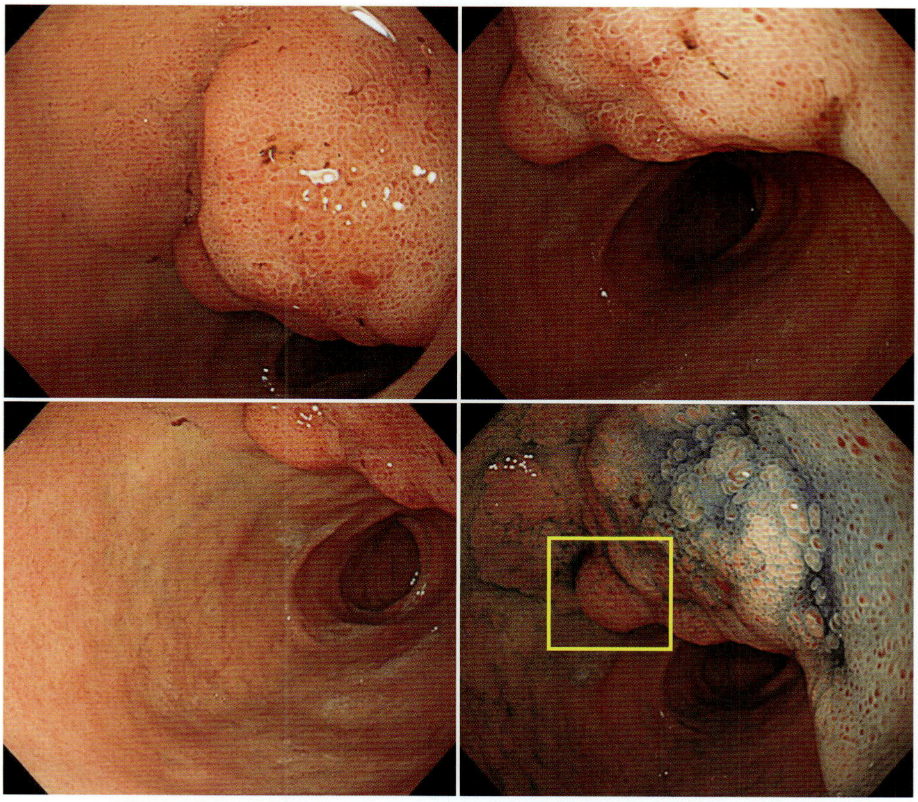

a	b
c	d

图2 [病例1]
a ~ c 常规内镜图像。十二指肠球部到上十二指肠角的上表面有发红的隆起性病变。部分有结节和凹陷，表面呈大小不一的粗大绒毛膜样结构。
d 靛胭脂染色图像。在病变的肛门侧发现发红的粗大结节（黄色框部分）。直视镜下很难观察到全貌。

者所在科室。

身体所见：身高161.0cm，体重45.2kg。无其他特别事项。

血液检查所见：末梢血，生化检查指标在标准范围内。肿瘤标志物CA19-9为58.9U/mL，轻度偏高。

内镜观察：在常规内镜检查中，从十二指肠球部到上十二指肠角的上面有约30mm大的隆起性病变。病变口一侧边界稍显模糊，而肛门一侧则呈现边界清晰且陡峭的肿起。颜色发红，部分有凹凸或结节。表面显示大小不一的、比较粗的绒毛膜样结构，被怀疑是上皮性肿瘤（**图2a ~ c**）。根据靛胭脂染色图像，发现病变肛门侧有发红的粗大结节，肉眼型诊断为0-Ⅱa+Ⅰs型（**图2d**）。直视镜下很难观察到全貌，但使用侧视镜后，就可以正视病变口侧和肛门侧了。粗大结节部呈现与周围相同的粗大绒毛膜样结构（**图3**）。对疑似上皮性肿瘤实施活检，诊断为高分化管状腺癌。

超声波内镜检查（endoscopic ultrasonography，EUS）：病变为实性，描绘为与第2至第3层连续且边界不清的低回声瘤。怀疑第三层菲薄化，疑似为SM浸润癌（**图4**）。

胸腹部造影CT：未见明显远端淋巴结转移，进行幽门侧胃切除术及十二指肠切除，淋巴结廓清。

切除标本的病理组织学观察：外科切除，新鲜标本，十二指肠球部边界清晰，表面可见凹凸不整的隆起性病变（**图5a，b**）。剖面是灰白色充实性肿瘤（**图5c**）。组织学上，由乳头状结

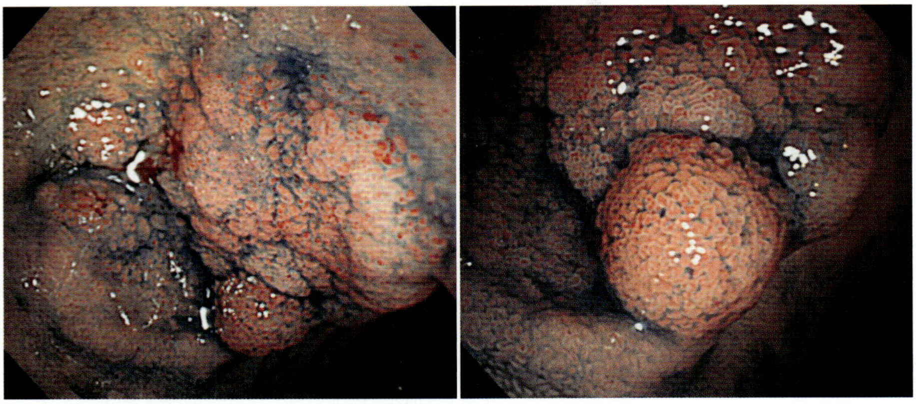

a | b

图3 **[病例 1]**侧视镜观察图像。
使用侧视镜的话，可以正视病变口侧和肛门侧。粗大结节部呈现与周围相同的粗大绒毛膜样构造。

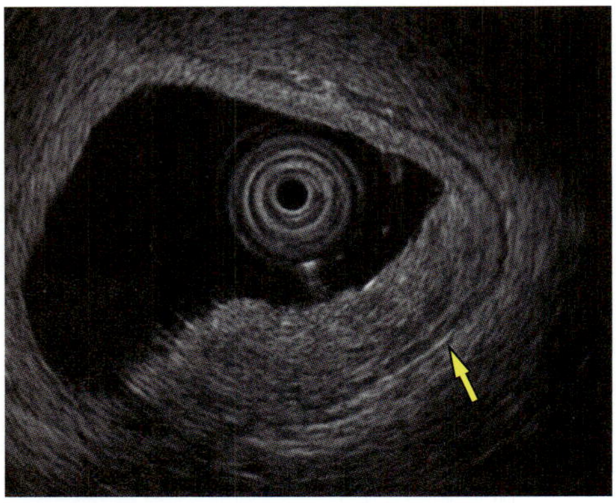

图4 **[病例 1]**EUS 图像。
肿块是充盈的，因为认可了怀疑第 3 层的菲薄化的意见（黄色箭头），怀疑是 SM 浸润癌。

构构成的高分化腺癌为主要组织型（**图 6a，b**）。浸润部分以小型管状腺管为主体。最深处是病变口一侧隆起的较低部分，黏膜肌层的 SM 浸润距离是 700μm（**图 6c**）。黏膜内癌成分周围的黏膜深部到黏膜下层有丰富的 Brunner 腺（**图 6d**）。淋巴管浸润呈阳性，确认存在淋巴结转移。

免疫组织化学染色，MUC6 和 MUC5AC 胃型标记均为阳性，肠型标记物中，MUC2 部分为阳性，CD10 为阴性，相当于肠胃混合型（胃型占优势）的性状（**图 7**）。综上所述，最终病理诊断为十二指肠球部，0-Ⅱa+Ⅰs，33mm×30mm，腺癌，pap>tub2>tub1，pT1b-SM2（700μm），INFb，Ly1，V0，PM0，DM0，pN1（1/22），被诊断为 pT1bN1M0 Stage ⅢA（UICC 7 版）。

临床过程：手术切除后无治疗，随访观察，术后 1 年零 3 个月 CA19－9 升高至 539.5 U/mL，胸部 CT 显示肺转移复发（**图 8a**）。实施了 FOLFOX 化疗方案，12 个疗程结束后的胸部 CT 显示肺转移灶增大，把化疗方案改为 FOLFIRI。术后 2 年零 2 个月时确认发生脑转移（**图 8b**）、骨转移，采取缓和的治疗方案，术后 2 年零 7 个月时去世。

讨论

几乎所有的消化道癌症都有“癌症治疗规范”和“诊疗指南”，但关于十二指肠的有关规范至今还没有制定完成。因此，目前的治疗方案是根据每个病例的特点，由设备或主治医生来决定的。非乳头部十二指肠黏膜内癌（M 癌）几乎没有淋巴结转移，可与腺瘤一样，选择局部切除（内镜切除或外科缩小手术）[5-7]。另一方面，已知 SM 深部癌会有广泛的淋巴结转移，伴有淋巴结廓清的胰头十二指肠切除（pancreaticoduodenectomy，PD）被认为是标准手术方式[8]。也就是说，M 癌和 SM 癌选取的手术方式不同，由于手术方式的不同，手术涉及范围也有很大的不同，因此在术前诊断中鉴别 M 癌和 SM 癌是非常重要的。

Goda 等[9]通过对日本多个医疗机构的问卷

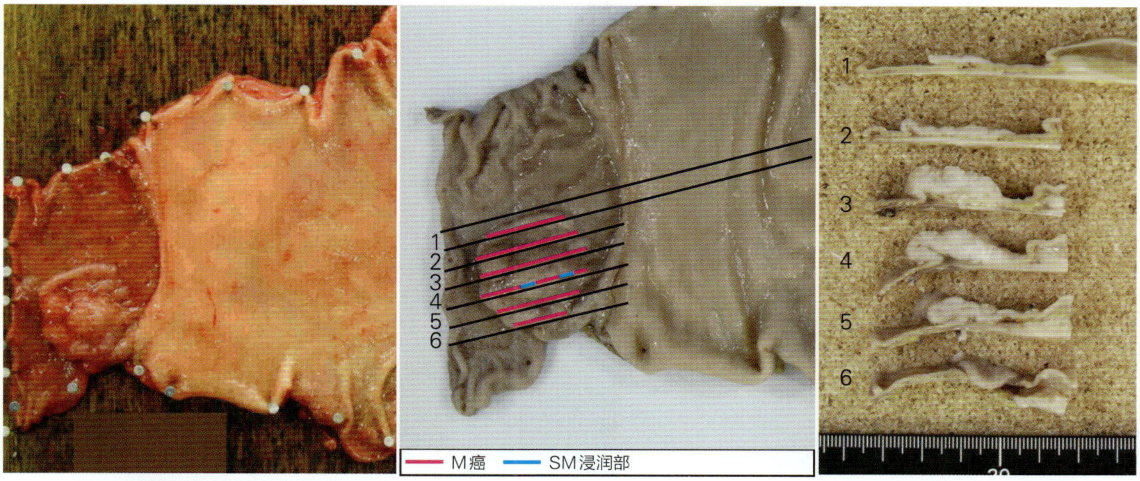

a	b	c

图5 **[病例 1]** 切除标本肉眼观图像。

a 新鲜标本肉眼观图像。

b 剪切图和重建图像。

c 剖面图像。

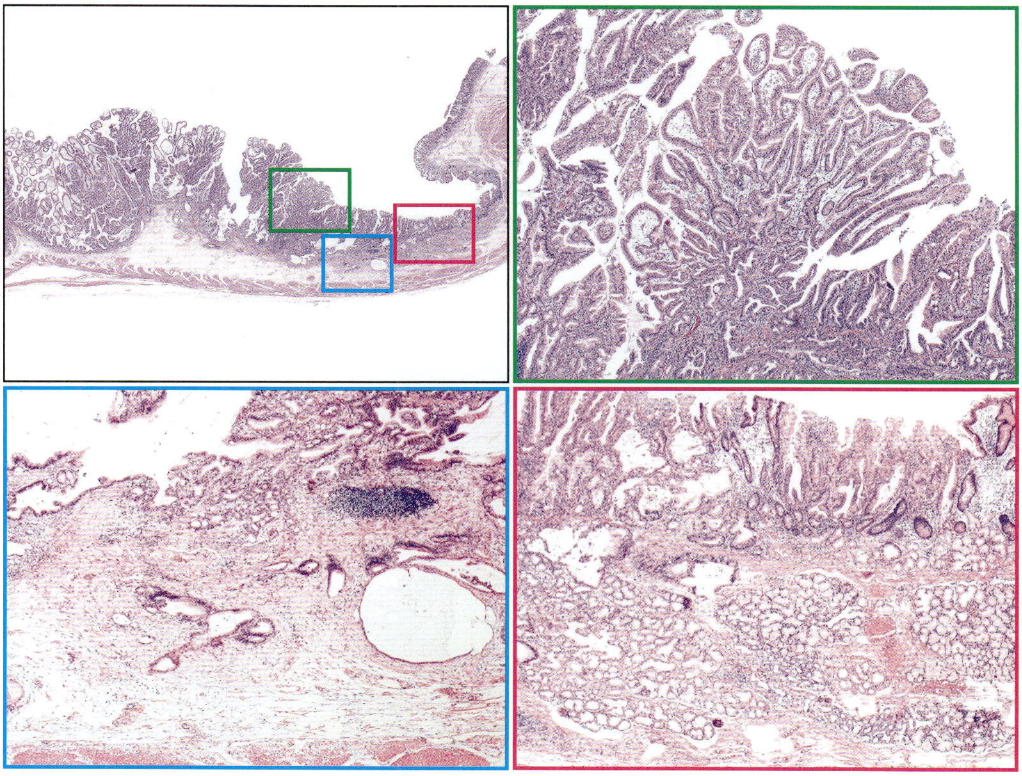

a	b
c	d

图6 **[病例 1]** 病理组织成像（HE 染色）。

a 切片 4 的显微镜图。显示出分叶状的隆起性病变。

b **a** 的绿色框部分的放大图像。以乳头状结构为主体的高分化腺癌。

c **a** 的蓝色框部分的放大图像。由小型管状结构构成的中分化腺癌的浸润。从黏膜肌层到黏膜下层浸润部位的深度为 700μm。

d **a** 的红色框部分的放大图像。黏膜内癌成分正下方的黏膜深部到黏膜下层，可以看到丰富的 Brunner 腺。

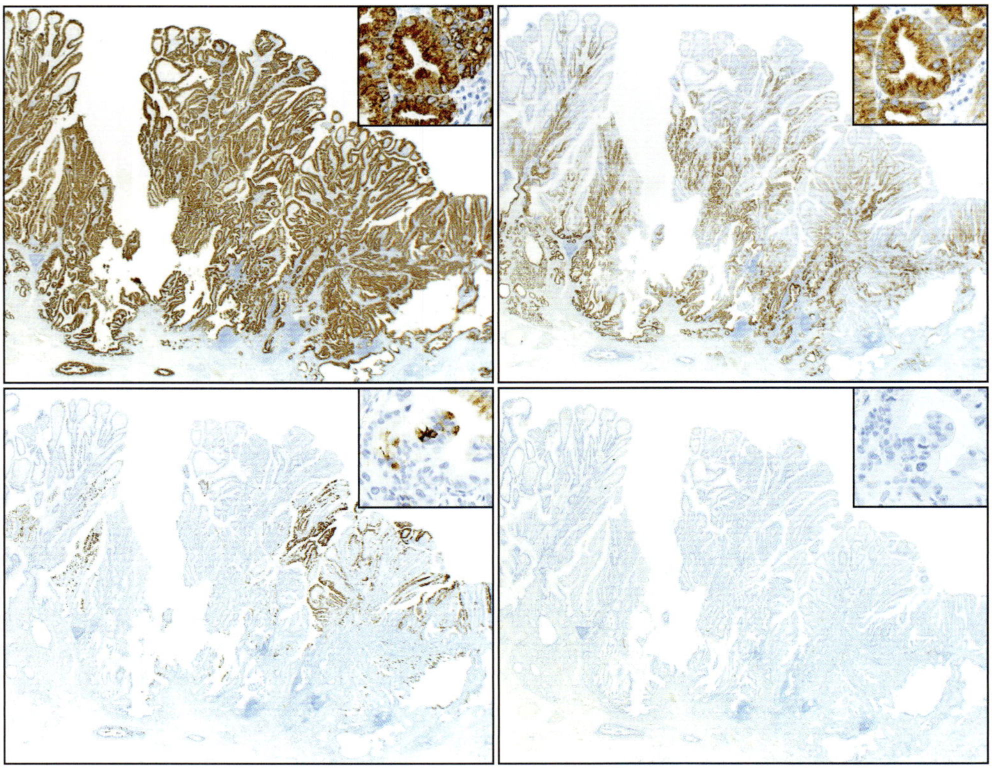

图7 **［病例 1］**免疫组织化学染色图像（每个图像的右上角小图是肿瘤细胞的增强放大图像）。

a MUC5AC 染色。几乎全部呈阳性。

b MUC6 染色。虽然不均匀，但大部分呈阳性。部分 MUC6、MUC5AC 均呈阳性。

c MUC2 染色。少数 MUC2 阳性细胞被发现。

d CD10 染色。CD10 呈阴性。

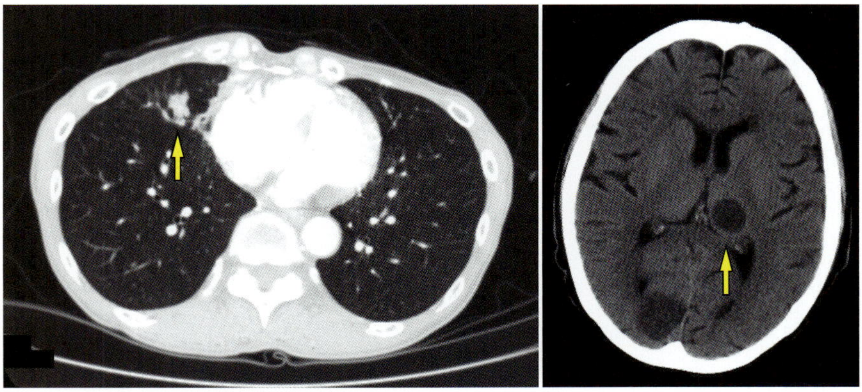

图8 **［病例 1］**单纯 CT 检查。

a 胸部 CT 检查。术后 1 年零 3 个月时肺转移复发（黄色箭头）。

b 头部 CT 观察。术后 2 年零 2 个月时发现脑转移（黄色箭头）。

调查得到的10处SM癌病变进行了分析，结果显示，色调方面，所有病变都有发红的部分，70%（7/10处病变）为发红或发红占多数，所有肉眼型为隆起型。在笔者的研究中，色调发红的比例高达67%（8/12处病变），肉眼型全部为0-Ⅰs型、0-Ⅱa型和0-Ⅱa+Ⅱc型等以隆起为主的病变，结果与先前报告相同。

十二指肠癌的组织发生有：① de novo癌变；②腺瘤癌变（adenoma-carcinoma sequence）；③ Brunner腺癌变；④胃上皮化生、异位性胃黏膜及异位性胰腺癌等都有过报告[10, 11]。Ushiku等[12]报告的全部病例都发生在近十二指肠（第一部分至第二部分）。这是因为在近位十二指肠中有Brunner腺、胃上皮化生、异位性胃黏膜等可以成为胃型腺癌的发生地的组织，而在远位十二指肠中几乎看不到这些组织。另外，Ushiku等[12]在对包括进展癌在内的19例胃型腺癌和14例肠型腺癌的分析中发现，肠型的overall survival比胃型的overall survival明显更长。另外，其他的报告中[13, 14]指出，早期十二指肠癌与腺瘤相比，胃型标记物的发现频率更高，SM癌比M癌更容易发现胃型标记物，提示了胃型标记的表达和恶性程度的关联性。在笔者的研究中，92%的SM癌（11/12处病变）发现了胃型标记物，其全部病变发生在十二指肠近端，这与之前报告的结果相同。由此可见，胃型标记物的发现与否将成为鉴别腺瘤和癌、M癌和SM癌等的关键因素，可以成为十二指肠肿瘤治疗的重要辅助工具。今后，随着进一步病例的积累，有必要确立通过术前内镜观察推测性状表现的诊断标准。

分析了主组织型和性状表现的关系，虽然只是少数例子的探讨，但乳头部腺癌和低分化腺癌显示出胃型标记物的阳性倾向，这与先前胃癌研究的报告结果相同[15-17]。在胃癌中，乳头部腺癌和低分化腺癌显示胃型性状的比例较高，表明血管浸润和淋巴结转移的频率较高[18]。Hida等[19]报告了胃型形态的胃肿瘤和十二指肠肿瘤在病理组织学和分子遗传学上类似的结果，十二指肠乳头部腺癌、低分化腺癌同胃癌一样会有高发生率的血管浸润和淋巴结转移。在笔者的研究中，SM癌的淋巴结转移率为46%（5/11处病变），频率较高。也研究了有无淋巴结转移与主组织型的关系，结果发现在任何组织型中都有淋巴结转移阳性的例子，但是por/sig的3处病变全部都是淋巴结转移阳性。从这个结果也可以推测十二指肠的低分化腺癌是淋巴结转移的高风险群体，说明留意组织型也很重要。另外，在SM浸润距离的研究中，即使SM浸润距离小于500μm，也有淋巴结转移阳性的例子，因此即使是癌组织浸润停留在SM浅层的病变，也应考虑采取伴随淋巴结廓清的外科切除。

［**病例1**］在术前EUS中被发现怀疑有SM浸润，因此进行了伴有淋巴结肿块的幽门侧胃切除术。最终诊断为pT1bN1M0 Stag erua（UICC 7版），淋巴结转移呈阳性。病理组织学观察，发现从黏膜内癌成分周围的黏膜深部到黏膜下层有丰富的Brunner腺，由于肿瘤的性质是胃肠混合型（胃型占优势），推测Brunner腺、胃上皮化生发生是癌的发病部位，但很难确定其确切的由来。对于术后的复发，进行了与大肠癌相同的化疗，但患者仍在术后2年零7个月时去世。浸润深度和淋巴结转移的有无被报告[2, 5]可作为进展期十二指肠癌的预后因素，不过，像本病例即使是SM癌，淋巴结转移呈阳性的例子也有预后不良的情况。

结语

在笔者所在医院诊治的SM癌病例中，多数是局部部位为Vater乳头的口侧，色调发红，肉眼型全部为0-Ⅰs型、0-Ⅱa型或0-Ⅱa+Ⅱc型等以隆起为主的病变。另外，在肿瘤的性状表现方面，有很多病例都是胃型标记物（MUC5AC、MUC6）表现为阳性。今后进一步积累病例，查明SM癌特征性的内镜观察结果、组织型、性状表现的关系，以及淋巴结转移的危险因子是研究课题。

参考文献

[1] Darling RC, Welch CE. Tumors of the small intestine. N Engl J Med 260:397–408, 1959
[2] Sakamoto T, Saiura A, Ono Y, et al. Optimal Lymphadenectomy for Duodenal Adenocarcinoma : Does the Number Alone Matter? Ann Surg Oncol 24:3368–3375, 2017
[3] The Paris endoscopic classification of superficial neoplastic lesions : esophagus, stomach, and colon : November 30 to December 1, 2002. Gastrointest Endosc 58: S3–43, 2013
[4] 日本胃癌学会(編). 胃癌取扱い規約, 第15版. 金原出版, 2017
[5] Struck A, Howard T, Chiorean EG, et al. Non–ampullary duodenal adenocarcinoma : factors important for relapse and survival. J Surg Oncol 100:144–148, 2009
[6] 藤澤貴史, 友藤喜信, 黒田信稔, 他. 腺管絨毛腺腫を伴う早期十二指腸癌の1例—本邦報告例249例の臨床病理学的検討. Gastroenterol Endosc 37:2768–2775, 1995
[7] 長谷康二, 竹腰隆男, 馬場保昌, 他. 早期十二指腸癌の実態と内視鏡的治療の適応の検討—文献報告例の分析を基に. 消内視鏡 5:969–976, 1993
[8] 阿部展次, 吉本恵理, 小島洋平, 他. 原発性十二指腸癌に対する外科治療. 消内視鏡 27:1125–1131, 2015
[9] Goda K, Kikuchi D, Yamamoto Y, et al. Endoscopic diagnosis of superficial non–ampullary duodenal epithelial tumors in Japan : Multicenter case series. Dig Endosc 26(Suppl 2): 23–29, 2014
[10]川元健二, 牛尾恭輔, 井野彰浩, 他. 腫瘍性・腫瘍様十二指腸小病変の診断. 胃と腸 36:1507–1527, 2001
[11]Kushima R, Stolte M, Dirks K, et al. Gastric–type adenocarcinoma of the duodenal second portion histogenetically associated with hyperplasia and gastric–foveolar metaplasia of Brunner's glands. Virchows Arch 440:655–659, 2002
[12]Ushiku T, Arnason T, Fukayama M, et al. Extra–ampullary duodenal adenocarcinoma. Am J Surg Pathol 38:1484–1493, 2014
[13]Toba T, Inoshita N, Kaise M, et al. Clinicopathological features of superficial non–ampurally duodenal epithelial tumor ; gastric phenotype of histology correlates to higher malignant potency. J Gastroenterol 53:64–70, 2018
[14]Minatsuki C, Yamamichi N, Inada KI, et al. Expression of Gastric Markers Is Associated with Malignant Potential of Nonampullary Duodenal Adenocarcinoma. Dig Dis Sci 63: 2617–2625, 2018
[15]八尾隆史, 仲程純, 山城雄也, 他. 胃型形質の低異型度分化型胃癌の頻度と臨床病理学的特徴. 胃と腸 53: 9–15, 2018
[16]Koseki K, Takizawa T, Koike M, et al. Distinction of differentiated type early gastric carcinoma with gastric type mucin expression. Cancer 89:724–732, 2000
[17]Nakashima Y, Yao T, Hirahashi M, et al. Nuclear atypia grading score is a useful prognostic factor in papillary gastric adenocarcinoma. Histopathology 59:841–849, 2011
[18]Bausys R, Bausys A, Vysniauskaite I, et al. Risk factors for lymph node metastasis in early gastric cancer patients : Report from Eastern Europe country–Lithuania. BMC Surg 17:108, 2017
[19]Hida R, Yamamoto H, Hirahashi M, et al. Duodenal neoplasms of gastric phenotype : an immunohistochemical and genetic study with a practical approach to the classification. Am J Surg Pathol 41:343–353, 2017

Summary

Clinicopathological Characteristic of Submucosal Invasive Non-ampullary Duodenal Adenocarcinoma, Report of 12 Cases

Shoichi Yoshimizu[1], Hiroshi Kawachi[2], Yorimasa Yamamoto[3], Kaoru Nakano[1], Keigo Suzuki, Mitsuaki Ishioka, Kazunori Hijikata, Yoshitaka Tokai, Naoki Akazawa, Sho Shiroma, Ken Namikawa, Yusuke Horiuchi, Akiyoshi Ishiyama, Toshiyuki Yoshio, Toshiaki Hirasawa, Tomohiro Tsuchida, Hiromichi Ito[4], Junko Fujisaki[1]

Between April 2008 and April 2018, 12 patients with primary SM-NADAC (submucosal invasive non-ampullary duodenal adenocarcinoma) underwent treatment at our institution. This retrospective study aims to investigate the clinicopathological characteristics of SM-NADAC in 12 patients [median age :67(range :49-83) years ; 6 males and 6 females]. The median tumor size was 14 (range :7-70)mm, but 4 patients had a small tumor(≤10mm). The lesions were located in the first, second, and third parts in 3, 8, and 1 patients, respectively. In addition, 10 of 12 tumors were located on the oral side of the papilla. Based on the macroscopic type assessment, 6 patients were evaluated(0-Is, 0-IIa), while 6 patients exhibited the mixed form(0-IIa + IIc, 0-IIa + Is). The histology of patients was as follows : pap(2 patients) ; tub1/tub2 (7 patients) ; and por/sig(3 patients). The median SM invasion depth was 1,100(range :400-3,000)μm. Moreover, 6 of 12 patients involved a positive lymphovascular invasion. Overall, 46% (5/11) were lymph node metastasis-positive cases with lymphadenectomy. The immunophenotypes of tumors were as follows : gastric type(4 patients) ; mixed type(7 patients) ; and intestinal type(1 patient). Therefore, 92%(11/12) of SM-NADAC cases displayed gastric marker(MUC5AC, MUC6) expression. Notably, owing to the rarity of the disease, our sample size was small, which necessitates further evaluation of large-scale cases in the future.

[1]Department of Gastroenterology, Cancer Institute Hospital, Tokyo
[2]Department of Pathology, Cancer Institute Hospital, Tokyo
[3]Division of Gastroenterology, Showa University Fujigaoka Hospital, Endoscopy Center, Yokohama, Japan
[4]Department of Hepatobiliary and Pancreatic Surgery, Cancer Institute Hospital, Tokyo

座谈会

探讨十二指肠腺瘤、癌的病理诊断标准

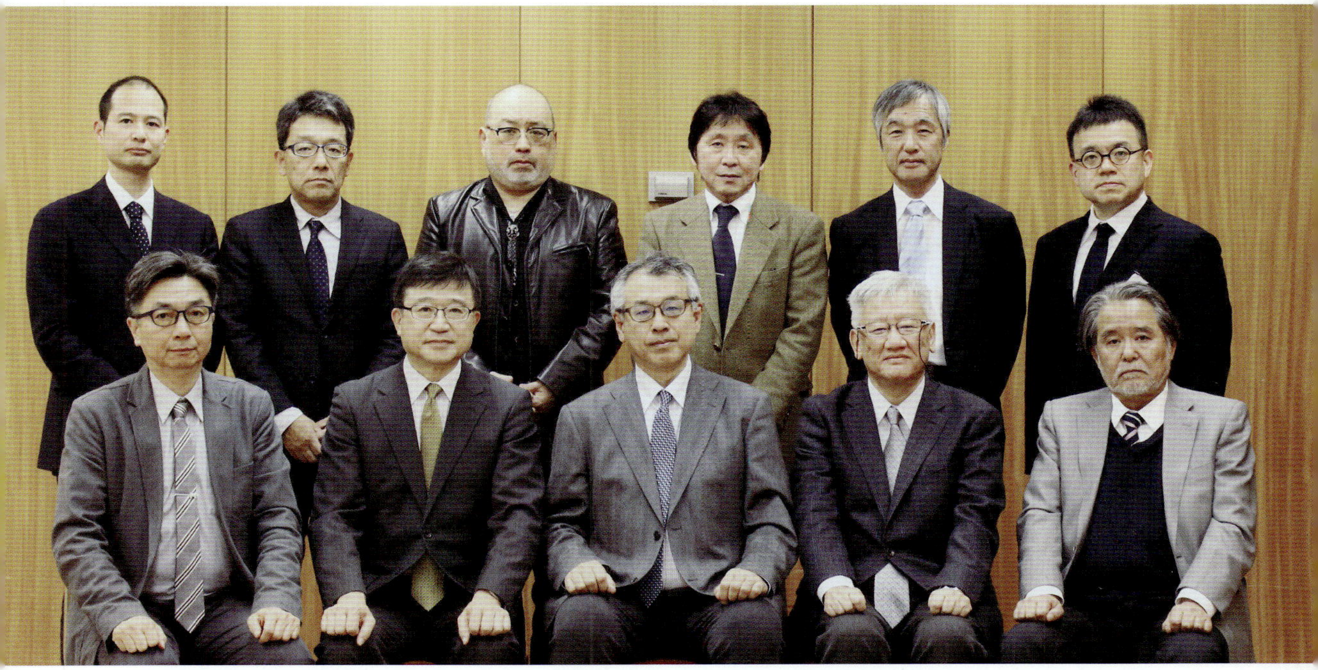

出席者

〔主持〕松本 主之　岩手医科大学医学部内科学教研室消化器官内科

〔主持〕小山 恒男　佐久医疗中心内镜内科

〔主持〕八尾 隆史　顺天堂大学研究生院医学人体病理病态学研究科

味冈 洋一　新潟大学研究生院医学牙学分子、诊断病理学综合研究科

新井 富生　东京都健康长寿医疗中心病理诊断科

江头 由太郎　大阪医科大学病理学教研室

海崎 泰治　福井县立医院病理诊断科

九嶋 亮治　滋贺医科大学临床检查医学教研室（附属医院病理诊断科）

菅井 有　岩手医科大学医学部病理诊断学教研室

二村 聪　福冈大学医学部病理学教研室

津山 翔　顺天堂大学大学院医学系人体病理病态学研究科

目次

简介
——为什么至今还没有十二指肠腺瘤、癌的病理诊断标准

松本　2019 年至今，十二指肠腺瘤、癌的病理诊断标准尚未确立。反过来，在临床上，通过内镜检查发现十二指肠病变的频率有增加的倾向。十二指肠的病理诊断基准的确立，与临床上的治疗适应和技术的决定也有关系，因此备受期待。

小山　作为临床医生，关于十二指肠的内镜诊断，虽然希望有尽可能多的统计病例作为证据，但是不可否认诊断学方面的进展有停滞的迹象。在这次召集的消化道病理学专家进行讨论，如果能就十二指肠腺瘤、癌的病理诊断标准达成某种程度上的共识，我认为将是非常大的成果。

松本　因此，在本座谈会上，为了研究和讨论每个病理学家的诊断标准，以虚拟幻灯片的形式传阅了十二指肠腺瘤和癌的 26 例，并事前得到诊断。有诊断一致的病例，也有存在诊断意见分歧的病例，每个病例都有不同的结果。希望以这个诊断结果为基础，讨论一下十二指肠腺瘤、癌的病理诊断标准。另外，在病例的选择和幻灯片的制作方面，由主持人八尾 隆史老师（顺大·病理）和津山 翔老师（顺大·病理）负责。那么八尾老师，拜托了。

八尾　谢谢。那么，首先请看表 1。这是诊断结果的一览表。接下来，本座谈会在讨论病例之前，首先作为总论整理一下十二指肠腺瘤、癌的各种问题和论点。接着，在此诊断结果一览的基础上对每个病例进行讨论。从诊断一致的病例中提取共识，对诊断不同的病例整理论点进行讨论。最后作为总结，希望能提出十二指肠腺瘤和癌症的诊断标准。

表1 诊断结果一览

病例	性质	八尾先生	A先生	B先生	C先生	D先生	E先生	F先生	G先生
1	小肠型	腺瘤（低+高异型性）	腺瘤（低异型性）	腺瘤（低+高异型性）	腺瘤（低+高异型性）	腺瘤（低异型性）	腺瘤（低异型性）	腺瘤（低+高异型性）	腺瘤（低异型性）
2	小肠型	腺瘤（低异型性）	腺瘤（低异型性）	腺瘤（低+高异型性）	腺瘤（低+高异型性）	腺瘤（低异型性）	腺瘤（低异型性）	腺瘤（高异型性）	腺瘤（低+高异型性）
3	胃型（幽门腺型）	腺瘤（低异型性）	腺瘤（低异型性）	腺瘤（高异型性）	腺瘤（低+高异型性）	腺瘤（低+高异型性）	腺瘤（低异型性）	腺瘤（低异型性）	腺瘤（低异型性）
4	小肠型	腺瘤（低+高异型性）	腺瘤（低+高异型性）	腺瘤（低+高异型性）	腺瘤（低+高异型性）	腺瘤（高异型性）	腺瘤（低异型性）	腺癌	边界病变
5	小肠型	腺瘤（低异型性）	腺瘤（低+高异型性）	腺瘤（高异型性）	腺瘤（低+高异型性）	腺瘤（低+高异型性）	腺瘤（低+高异型性）	腺癌	边界病变
6	小肠型	腺瘤（低异型性）	腺癌	腺癌	腺瘤（低+高异型性）	腺瘤（低+高异型性）	腺瘤（低异型性）	边界病变	腺瘤（低+高异型性）
7	胃型（幽门腺型）	腺瘤（低异型性）	腺瘤（低异型性）	腺瘤（低异型性）	腺瘤（低+高异型性）	腺瘤（低异型性）	腺瘤（低异型性）	腺瘤（低异型性）	腺瘤（低异型性）
8	小肠型	腺瘤（低异型性）	腺瘤（低异型性）	腺瘤（低异型性）	腺瘤（低异型性）	腺瘤（低异型性）	腺瘤（低异型性）	腺瘤（低+高异型性）	腺瘤（低异型性）
9	小肠型	腺瘤（高异型性）	腺瘤（高异型性）	腺瘤（高异型性）	腺癌	腺瘤（低+高异型性）	腺瘤（低异型性）	边界病变	腺瘤（高异型性）
10	胃型优势（有杯状细胞）	腺癌	腺癌	腺癌	腺癌	腺癌	腺癌	腺癌	腺瘤（低+高异型性）
11	胃型（胃底腺黏膜型）	腺癌	腺癌	腺瘤（低+高异型性）	腺癌	腺瘤（低+高异型性）	腺瘤（低+高异型性）	腺瘤（低异型性）	腺瘤（低异型性）
12	胃型	腺癌	腺癌	腺癌	腺癌	腺癌	腺癌	腺瘤（低+高异型性）	边界病变
13	小肠型	腺瘤（低异型性）	腺瘤（低异型性）	腺瘤（高异型性）	腺瘤（低+高异型性）	腺瘤（低+高异型性）	腺瘤（低异型性）	腺瘤（高异型性）	腺瘤（低异型性）
14	小肠型	腺瘤（高异型性）	腺瘤（低+高异型性）	腺瘤（低+高异型性）	腺癌	腺瘤（高异型性）	腺瘤（低+高异型性）	腺瘤（低+高异型性）	腺瘤（高异型性）
15	小肠型	腺瘤（低异型性）	腺瘤（低异型性）	腺瘤（低异型性）	腺瘤（低异型性）	腺瘤（低异型性）	腺瘤（低异型性）	腺瘤（低异型性）	腺瘤（低异型性）
16	小肠型	腺瘤（高异型性）	腺瘤（高异型性）	腺瘤（低+高异型性）	腺癌	腺癌	腺癌	腺瘤（高异型性）	腺癌
17	胃肠型癌（有肠型腺瘤成分）	腺癌	腺癌	腺瘤（低+高异型性）	腺癌	腺瘤（低异型性）	腺瘤（低+高异型性）	腺瘤（低异型性）	腺瘤（高异型性）
18	胃型优势	腺癌	其他	腺瘤（高异型性）	腺瘤（低+高异型性）	腺瘤（低+高异型性）	腺瘤（低异型性）	腺癌	腺瘤（低异型性）
19	胃肠型	腺癌	腺癌	腺癌	腺癌	腺癌	腺癌	边界病变	腺癌
20	胃型（幽门腺型）	腺瘤（低+高异型性）	腺瘤（低异型性）	腺瘤（低+高异型性）	边界病变	腺瘤（低异型性）	腺瘤（低+高异型性）	腺瘤（低异型性）	腺瘤（低+高异型性）
21	小肠型	腺瘤（低异型性）	腺癌	腺瘤（低异型性）	腺癌	腺瘤（低+高异型性）	腺瘤（低异型性）	腺瘤（高异型性）	边界病变
22	小肠型	腺瘤（高异型性）	腺瘤（高异型性）	腺瘤（高异型性）	腺癌	腺瘤（高异型性）	腺瘤（低异型性）	边界病变	腺瘤（高异型性）
23	胃肠型	腺癌	腺癌	腺癌	腺癌	腺癌	腺癌	边界病变	腺癌
24	胃型	腺癌	腺癌	腺瘤（高异型性）	腺癌	腺瘤（低+高异型性）	腺瘤（低+高异型性）	边界病变	腺瘤（高异型性）
25	胃型（胃底腺黏膜型）	腺癌	腺瘤（低+高异型性）	腺癌	腺癌	腺瘤（低异型性）	腺癌	腺瘤（低+高异型性）	腺瘤（高异型性）
26	小肠型	腺瘤（低异型性）	腺瘤（低异型性）	腺瘤（低+高异型性）	腺瘤（低异型性）	腺瘤（低+高异型性）	腺瘤（低异型性）	腺瘤（低异型性）	腺瘤（低+高异型性）

诊断一致最多；第二多诊断一致；第三多诊断一致。

第一部分　总论：十二指肠腺瘤、癌的病理诊断的各种问题和论点

1. 十二指肠腺瘤、癌的病理诊断的各种问题和论点的归纳

松本　那么，首先我们来汇总现阶段关于十二指肠腺瘤、癌的病理诊断的各种问题和论点。请老师们介绍一下想法。

新井　在十二指肠腺瘤和癌的诊断标准的确立问题上，我想暂且把“大肠癌的病理诊断标准的制定”作为参考。首先是作为证据的病例的数量和变化的问题。大肠癌方面，从大量病例数的积累中取得了共识，十二指肠腺瘤和癌的病例数比大肠癌少，不仅如此，与数量少相反，还存在着多种多样的病变，现状就是这样。

另外，我认为与发生学方面也有关系。十二指肠细胞的起源是小肠。与其他消化道器官相比，小肠保持着稳态，作为一个具有稳态的器官，它的功能也是稳定的，所以它“不容易生长肿瘤”[1]。另外，在十二指肠球部，还有 Brunner 腺和幽门腺从胃延伸至此，它有容易发生化生的性质。这些因素使得十二指肠腺瘤和癌的诊断变得困难。

九嶋　关于十二指肠，我常说它是“剥去小肠上皮的胃”。因为肿瘤的性状不止一个。在十二指肠中，有时胃型的肿瘤和肠型的肿瘤在一个组织中分别存在，有时胃型的肿瘤和肠型的肿瘤也混合在一起。不仅如此，十二指肠不同于胃和大肠，它的表层本来就呈绒毛状。这种绒毛的存在，也是使肉眼型和性状诊断变得困难的主要原因之一。

味冈　就像九嶋老师、新井老师说的那样，十二指肠无论在解剖学上还是组织学上，都是介于胃和大肠之间的“马赛克式”的脏器。正如新井老师所指出的那样，目前在十二指肠方面我们无法积累足够的证据来达成共识。因此，坦率地说，现在很难制定出明确的诊断标准。但是，我认为在今天的座谈会上达成一个工作假设——社会共识——是不可能的。

2. 是用胃的标准，还是用结肠的标准

松本　听取了关于十二指肠的解剖学、组织学特征的意见。那么，在具有两种性状的十二指肠中，是以胃和大肠的哪一种标准来进行腺瘤和癌的病理诊断的呢？

味冈　原则上，如果是肠型的性状，就使用大肠的诊断标准，如果是与胃型的性状混在一起，就使用胃的诊断标准。在肠型性状的情况下，诊断癌症的门槛比大肠的标准要低一些。这只是我个人的感觉，我想这方面的微调会根据病理学家的不同而略有不同。

江头　我也是先看性状，考虑是胃型还是肠型。如果是肠型，则以大肠为基准进行诊断。另一方面，胃型肿瘤中幽门腺瘤的诊断标准还没有确立。所以，仔细观察腺瘤的病理组织图像，对于异型性高的就诊断为癌。

九嶋　我想，在内镜诊断学和治疗技术还没有像现在这样成熟的时候，对于腺瘤的诊断是比较有倾向性的。现在，我也是根据胃和大肠的细胞形态来区分诊断的。

菅井　我基本上也是持同样的立场。如果具有肠型性状，则以大肠为基准，如果判断为具有胃型性状，除了幽门腺瘤，都以胃为基准进行诊断。不过，在胃型性状的情况下，即使异型性较低，只要能看到呈区域性分布，就会倾向诊断为癌。与味冈老师不同的是，在具有肠型性状的情况下，并没有倾向于诊断为癌的想法，只是以与大肠相同的标准进行诊断。

九嶋　只是印象而已，在胃的病理诊断中，病变呈肠型的性状，并且呈绒毛状构造时，积极主张诊断为癌的病理学家有很多。但是，即使十二指肠的性状是肠型，因为本来就具有绒毛状构造，所以几乎不可能用和胃一样的方法来诊断癌。

味冈　同样对结构异型的理解方式不同的还有十二指肠和肠道的乳头状结构。在十二指肠中看

到胃型性状呈乳头状结构的情况下可诊断为癌症，在肠中看到胃型的性状的病变呈乳头状结构的情况下也不应诊断为癌症。

九嶋 至少在十二指肠的胃型性状的情况下，我认为现阶段最好不要过度重视结构异型性。

二村 我也不太重视结构异型性。但是，对核的排列方式很重视。核在最上层，或与基底膜垂直，或横卧等“不规则的核排列”明显的情况下，倾向于将其诊断为癌。核序列的极性是病理上的，但我认为这是值得关注的。

江头 关于核异型性，我特别重视核小体。幽门腺分化的病变，它的核是圆的，和肠道的形状完全不同。虽然在意核的大小，但在十二指肠中，异型性本身是很难理解的。

菅井 在十二指肠中，免疫组织化学染色是一种有效的方法。除了典型的绒毛型腺瘤病变以外的病变中，Ki-67的分布非常广泛。另外，即使阳性细胞率很低，如果呈糜烂性分布或不规则分布，就可以诊断为癌。另外，我非常重视“领域性”。在发生恶性肿瘤的情况下，一定会发生“阵地争夺战”，这应该是有边界的。反之，如果与正常细胞的界限模糊，则认为它是连续变化的。

八尾 谢谢大家把各自的想法都说出来。正如这次参会的老师们所说的那样，十二指肠腺瘤、癌基本上是通过其性状来进行病理诊断的。胃癌也分胃型和肠型，十二指肠也和胃一样，可用胃型和肠型区分病理诊断标准。性状是病理诊断的一个重要因素。

3. 边界病变的定义

松本 那么，在进入个别病例讨论之前，我想有一句话应该概括一下。在这次的诊断结果中可以看到“边界病变”的诊断。请告诉我这个“边界病变”的定义。有使用得比较多的老师，也有完全不使用的老师。

二村 “边界病变”包括了“非肿瘤和良性肿瘤的边界”，或者是“良性肿瘤和恶性肿瘤的边界”这两种意思。在这次诊断中，我使用的“边界病变”是代表“良性肿瘤和恶性肿瘤的边界病变”的意义上的“边界病变”。不过，对于这个“边界病变”，当被要求判断“是癌还是不是癌”的时候，我们通常假设它是“癌”。

新井 虽然超出了良性肿瘤的范畴，但不能肯定地诊断为恶性肿瘤，在难以鉴别的病例上使用了“边界病变”这个词。。

八尾 如果要选择一个，那就是癌。

新井 是的。偶尔采集到异型性变低的地方，也有不能诊断为癌的病例。

江头 在平时的病理诊断中我们通常不使用“边界病变”这个词，但是在这次的病例讨论中，高异型性腺瘤中包含了边界病变。因此，要阐述边界病变的定义，必须要讨论“高异型性腺瘤”的定义。我对“高异型性腺瘤”的定义是，“具有无限接近恶性癌症的异型性，但没有确定的病变”为高异型性腺瘤。Vienna 分类[2]和 Category 4 的 high-grade ade noma/dysplasia 的提法是一样的。

但是，在日本的《大肠癌处理规范》[3]和《胃癌处理规范》[4]中，都没有使用“边界病变”这个术语，所以在日常的诊断中也没有使用“边界病变”这个术语。

海崎 关于边界病变，我用活检和 ESD（endoscopic submucosal dissection）切除的例子来区分想法。在活检的例子中，我们可以将像 Group 4 这样的病变诊断为边界病变。另一方面，在 ESD 切除病例中没有使用边界病变这个术语。还有一点，关于高异型性与低异型性的区别，我们将“腺瘤中异型性与周围不同但不能说是癌的病变”定义为高异型性腺瘤。

菅井 我认为作为概念的边界病变的想法是可以存在的，但是我不使用。诊断时仅分为腺瘤和癌。

味冈 确实存在着腺瘤或癌两者难以分辨的病变。那个时候如何诊断，用哪个术语来概括取决于各病理学家对病理诊断的基本立场和不同态度。从病理诊断的整体来看，所谓的边界病变大多是高异型性腺瘤。诊断医生称它为边界病变或高异型性腺瘤，我认为实际上并没有太大的区别。

松本　作为临床医生，(我认为) 如果被诊断为边界病变，就认为是癌，并考虑进行治疗的倾向很强。

九嶋　这次虽然也有被诊断为边界病变的病例，但是我的立场和海崎医生一样。我认为内镜的切除病例不适用“边界病变”，在一个活检例中相当于胃的 Group 分类的 Group 4。如果决定不了是腺瘤还是癌，就应当诊断为癌。

味冈　提一个问题可以吗？我想就刚才江头老师说的“高异型性腺瘤”的定义向各位老师请教一下。病理学家有时会把“严格来说是腺瘤，异型性高的病变”和“难以诊断是腺瘤还是癌的病变”这两种都称为高异型性腺瘤。在这次的病例讨论中使用的是什么意思呢？。

海崎　基本上将腺瘤分为 low grade 和 high grade，high grade 的病变被诊断为高异型性腺瘤，边界病变也被诊断为高异型性腺瘤。但是，在内镜切除的例子中，我们没有诊断为边界病变，所以将其诊断为高异型性腺瘤。

江头　我们基本上认为高异型性腺瘤是癌。如果将良性腺瘤中异型性高的病变作为高异型性腺瘤的话，必须建立真正意义上的边界病变的分类。我们需要定义“边界病变”，即使是切除的例子。

八尾　我首先将其分为癌或腺瘤，如果是腺瘤，则以 N/C 比 50% 为界限，将异型性分为低和高。

九嶋　在《胃癌处理规范》[4] 中，对于腺瘤，不推荐区分 low、high。另一方面，《大肠处理规范》[3] 中有 low、high 的标记。即使是大肠标准中的 high 也只是腺瘤。以一例活检为例，当我们确定它是高异型性腺瘤时它仍然是 Group 3。十二指肠没有处理规范，也没有决定 low 和 high 的区别。

味冈　当诊断为边界病变时，不仅要看异型性的程度，还要看与周围异型性的薄弱部分之间是否有连续的异型转变等其他因素。作为独立个体的病理学家，边界病变的诊断标准是零散的。

二村　各不相同啊。我认为高异型性腺瘤终究是腺瘤。另一方面，边界病变基本上应被诊断为癌症。另外，在 HE 染色阶段细胞分化非常好，核异型性高的，则使用边界病变。因此，我的边界病变不能转换成高异型性腺瘤。换句话说，边界病变是“低异型性高分化管状腺癌”，仅限于具有胃型性状的、顶部稍微有点尖的、villous 样的结构等。

小山　癌、高异型性腺瘤、边界病变这 3 个定义根据病理学家的不同而有所不同，那么临床医生该如何决定治疗方案呢？从临床的角度来看，希望能诊断出是腺瘤还是癌。这是所有临床医生的希望。

九嶋　小山医生，(判断) 腺瘤的情况是经过观察吗？

小山　我的情况是，首先十二指肠部位病变不做活检。从最初的内镜黏膜切除术（endoscopic mucosal resection，EMR)，即使例如结肠，侧方发育型肿瘤（laterally spreading tumor，LST)，也不会做活检。因为结肠不需要活检，所以十二指肠也不需要活检。另外十二指肠如果做活检的话，以后就很难切除了。

味冈　也就是说，如果不做活检的话，病理学家诊断是腺瘤还是癌都不太重要了。

小山　是。不过，最终诊断是癌还是腺瘤，是个重要的问题。

九嶋　很多内镜医生会在诊断出癌之前进行随访。

小山　嗯。很多患者在没有被诊断为癌的情况下会被重复做活检。

新井　反过来说，十二指肠病变的过程也有相应的例子吗？

小山　我认为这是真的。

新井　虽然不是自然史，但是，例如经过 5 年观察，尺寸没有变化，形态也没有变化，这样的数据有吗？

松本　怎么说呢？我想也有经过很长时间观察的病例……从现状来看，由于分不清是癌还是腺瘤，所以没有积极切除的打算。

新井　我认为我们不仅要考虑病理上的形态信息，还要考虑生物学上的发展程度。

松本　但是实际在临床上看到的是内镜图像，所以很难判断增殖程度。

4. 十二指肠的病理诊断需要临床位置信息吗

小山　接下来请允许我从临床的角度提一个问题。当你从内镜医生那里得到病理诊断时，在报告上要写多少切除部位的位置信息才足够呢？例如，我认为十二指肠球部具有特殊的性质，只是写“球部”就可以了，还是应该写“基部上”“末端上”等细致的部位呢？。

九嶋　我希望你们能写下来。十二指肠球部在解剖学上是 Brunner 腺较多的区域。Brunner 腺数量多的部位，出现胃型性状的肿瘤的可能性高，关于内镜在哪里做活检的信息是非常重要的。

八尾　我认为部位的信息虽然重要，但有个大致的位置信息就足够了。

一同　是啊。

小山　总之，位置信息虽然与胃型的性状还是肠型的性状的判断有关系，但原则上无论在哪里诊断都不会有太大的区别。

菅井　我的意见有点不同。不仅是粗略的位置信息，例如在球部附近还是 Vater 乳头附近，这些细微的位置也是非常重要的信息，所以希望尽可能写下来。即使表面的异型性很弱，在深部也会有异型性组织，这在十二指肠球部经常会发生，我认为十二指肠中球部发生的肿瘤的性质也稍微不同。

江头　这也是十二指肠肿瘤的一个特殊性，如果是发生在球部的肿瘤，背景黏膜可能会有炎症。在很多病例中，活检很难判断再生异型性和肿瘤异型性。

小山　原来如此……顺便说一下，性状是只用染色来判断的吗？还是需要免疫组织化学染色？

八尾　我用免疫组织化学染色来处理那些难以分辨性状的标本。

二村　在活检病例中，也有由于设备的原因导致我们不能进行免疫组织化学染色的情况，特别是高度怀疑胃型的腺窝上皮分化的情况下 PAS 反应是有用的。如果是 PAS 反应，就不用花费任何成本。

松本　作为病理诊断时必要的临床信息，如果有“这个一定要知道”的项目，请告诉我。

菅井　不仅仅是十二指肠，需要知道病变的大小、形态、部位，特别还需要知道十二指肠与 Vater 乳头的关系。我们需要在至少 3 个位置做活检，也需要内镜医生的临床诊断。

二村　如果是隆起性的病变，一定要知道有无内镜观察到的凹陷。

味冈　我认为我们需要临床信息来指导病理学专家在哪里做活检。例如大肠，SSA/P（sessile serrated adenoma/polyp）可疑情况时，所采集的活检材料只能诊断为过度形成性息肉（hyper-plasticpolyp，HP）的时候，再指定 2、3 个位置做活检就可以诊断了。

松本　在专门处理十二指肠病变的临床中，比起自己亲自做活检，我想很多人会把之前医生的预制标本拿过来做活检。

九嶋　虽然说可以“把之前医生的标本拿过来用”，但并不是所有的医院都是这样做的。如果是之前的医生做了活检，作为信息之一，必须向病理学专家报告，一定要同时提交初步诊断。这样就不用做多余的活检了。

江头　这是我过去的经验，虽然是家族性大肠腺瘤症的十二指肠病变，但是没有填写这个信息就被提交进行了活检。也许有人认为“家族性大腺瘤症与病理诊断无关”，但我想应该作为记录的信息保留下来。

小山　你不需要关于病变色调的信息吗？

松本　对于临床医生来说，这是诊断的重要信息。

味冈　病理诊断不会因为色调信息的有无而改变。

津山　我在总结这个病例的时候也感到，我认为尺寸的变化和形态的变化等病变的变化经过是重要的信息。

松本　病史采集是很重要的。

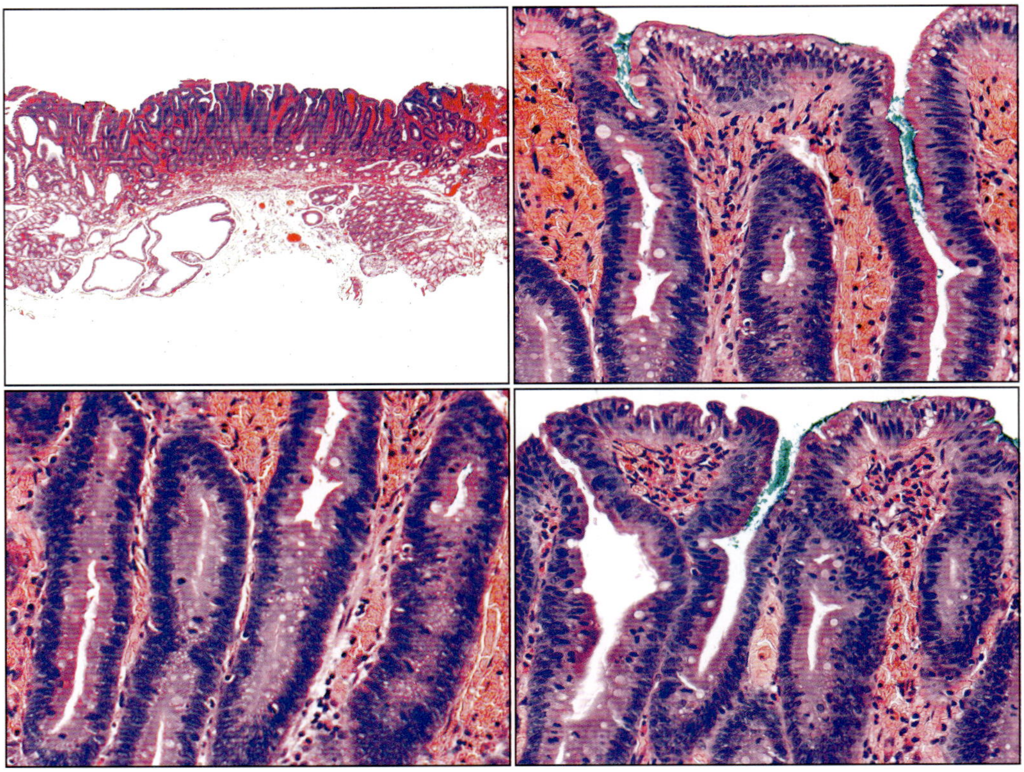

a	b
c	d

图 1
[病例 8]

第二部分　病例讨论（诊断要考虑讨论结果来记载）

松本　接下来是病例讨论。首先确认诊断结果基本一致的病例，接着确认明显不一致的病例，最后提出十二指肠的诊断标准，按照这样的顺序进行。

1. 诊断一致的病例的讨论和确认

[病例 8]　小肠型——腺瘤（低异型性）	
诊断结果统计	腺瘤：低异型性 7 名， 低 + 高异型性 1 名

整体来说是比较平坦的病变。请看**图 1c**。基本上核的极性整齐地排列着，形态也从纺锤形到椭圆形都有，大致朝向相同的方向。Paneth 细胞（**图 1c**）和杯状细胞也可见，形态也是小肠型。也可以看出一部分异型性高的部分，但是可以诊断为低异型性腺瘤。

八尾　首先是诊断结果基本一致的病例。请看［**病例 8，图 1**］。几乎所有的医生都诊断为低异型性腺瘤，只有 1 名专家诊断为低 + 高异型性腺瘤。

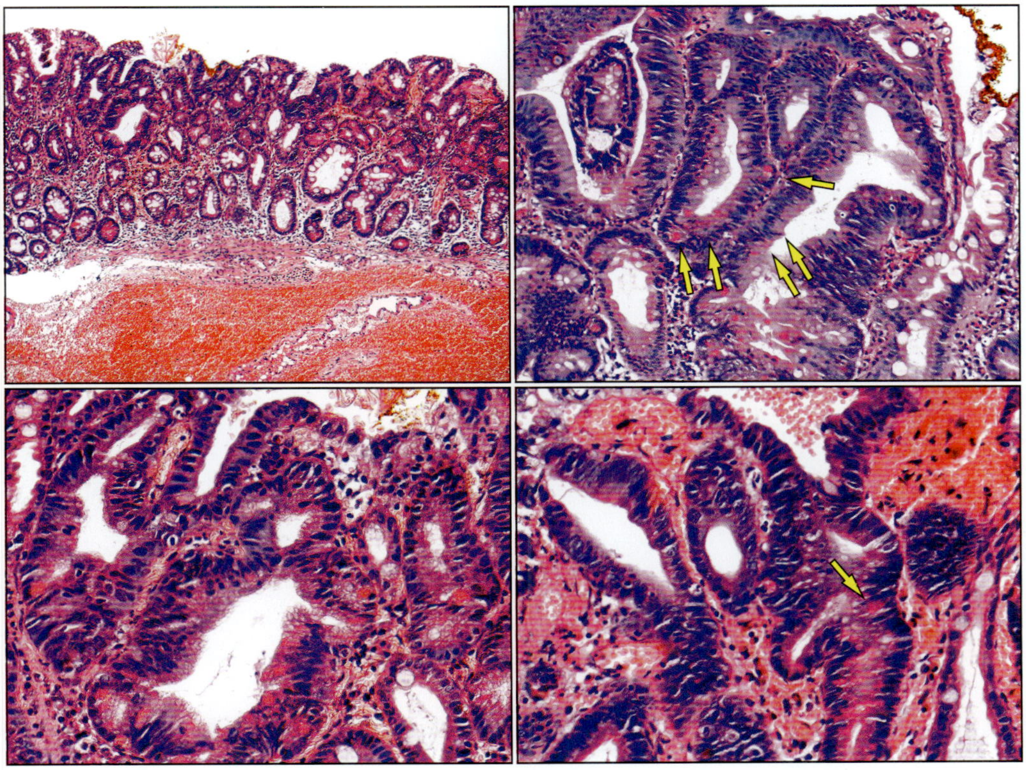

图 2
[病例 2]

[病例 2] 小肠型——腺瘤(低至高异型性)	
诊断结果统计	腺瘤：低异型性 4 名，低 + 高异型性 3 名，高异型性 1 名

八尾 接着是［**病例 2，图 2**］。所有的医生都诊断为腺瘤，但也有几名医生诊断为低 + 高异型性腺瘤和高异型性腺瘤。有 Paneth 细胞，也可见到刷状缘，所以性状被认为是小肠型。十二指肠完全是小肠型的情况下，可以用 HE 染色诊断。异型性占 N/C 比 50% 的部分也有，但是否是高异型性腺瘤是很微妙的。

九嶋 核基本上呈纺锤形，细长。

江头 核的宽度也很窄。

九嶋 嗯。深部有变小的分化倾向，表层分化也在不同的地方存在。如果积极诊断有表层分化的地方，可能会诊断为低 + 高异型性腺瘤或高异型性腺瘤。

八尾 HE 染色中可以看到 Paneth 细胞（**图 2b**，箭头）和杯状细胞（**图 2d**，箭头），是小肠型。在免疫组织化学染色中，MUC6 呈阳性，这就是异型性高的部分。

九嶋 考虑小肠的非肿瘤上皮的话，Crohn 病等幽门腺化生出来，所以小肠的腺窝底部有变成 MUC6 阳性的可能性。

八尾 这就是十二指肠的特殊性。

九嶋 因为十二指肠的下面有 Brunner 腺，所以可以看到这样的分化。

菅井 这个病例没有被诊断为癌症。

八尾 因为是小肠型，所以不会被诊断为癌症。

江头 可以看到一部分糜烂。背景的炎症看起来更强烈。

九嶋 如［**病例 8**］和［**病例 2**］所示，病理学家诊断为腺瘤时，临床上会怎样呢？

松本 随访观察。

八尾 如果是小肠型的话，应该可以看到 WOS (white opaque substance) 和 LBC (light blue crest)。我认为我们可以用内镜检查病变性状。

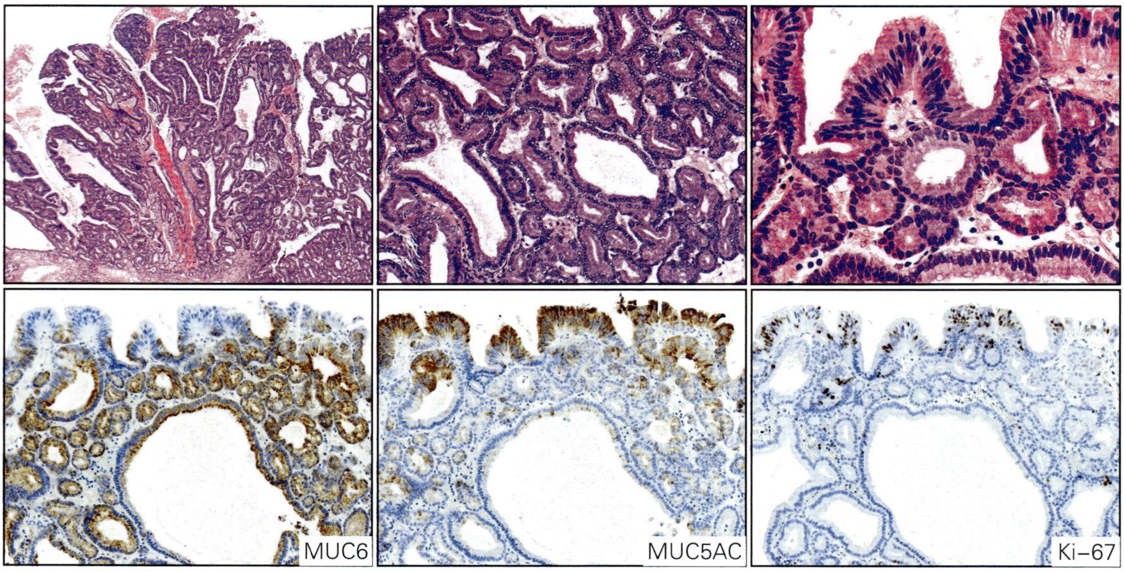

a	b	c
d	e	f

图3 [病例 7]

[病例 7] 胃型（幽门腺型）——腺瘤（低异型性）

诊断结果统计	腺瘤：低异型性 7 名， 低 + 高异型性 1 名

九嶋 接着是诊断一致率高的［**病例 7，图 3**］。幽门腺瘤（pyloric gland adenoma，PGA）。诊断为低 + 高异型性腺瘤。由于表层的腺窝上皮的核是圆的，所以那个部分被认为是高异型性腺瘤，但是这个病例是腺瘤，不是癌。

八尾 核是圆形的，但是很小，排列也很有规律，MUC6 呈阳性的幽门腺型肿瘤成分是主体，但是 MUC5AC 呈阳性的表层的腺窝上皮型肿瘤成分中核为纺锤形的部分也很多，所以可以认为是腺瘤。腺窝上皮型肿瘤基本上被诊断为癌，但是最近我们认为核呈纺锤形的肿瘤可以是腺瘤。

九嶋 是啊。例如，胃里的 raspberry 型腺窝上皮型肿瘤，我们不太可能马上诊断为癌。

八尾 虽然不能从核异型性判定为癌，但是增殖带本身也在表层，细胞分化正常，胃型黏膜的结构也包含在内，可以认为是腺瘤。

菅井 你重视表层上皮的异型吗？

江头 不会。

海崎 我也不会。

九嶋 这样的共识可以吗？我同意幽门腺瘤的诊断，不过，表层的 Ki-67 被染色，核也很大。MUC5AC（**图 3e**）、Ki-67（**图 3f**）都被染红了。

菅井 因为表面上皮是容易糜烂的地方，所以细胞增加也不是问题。

八尾 我认为这很好。

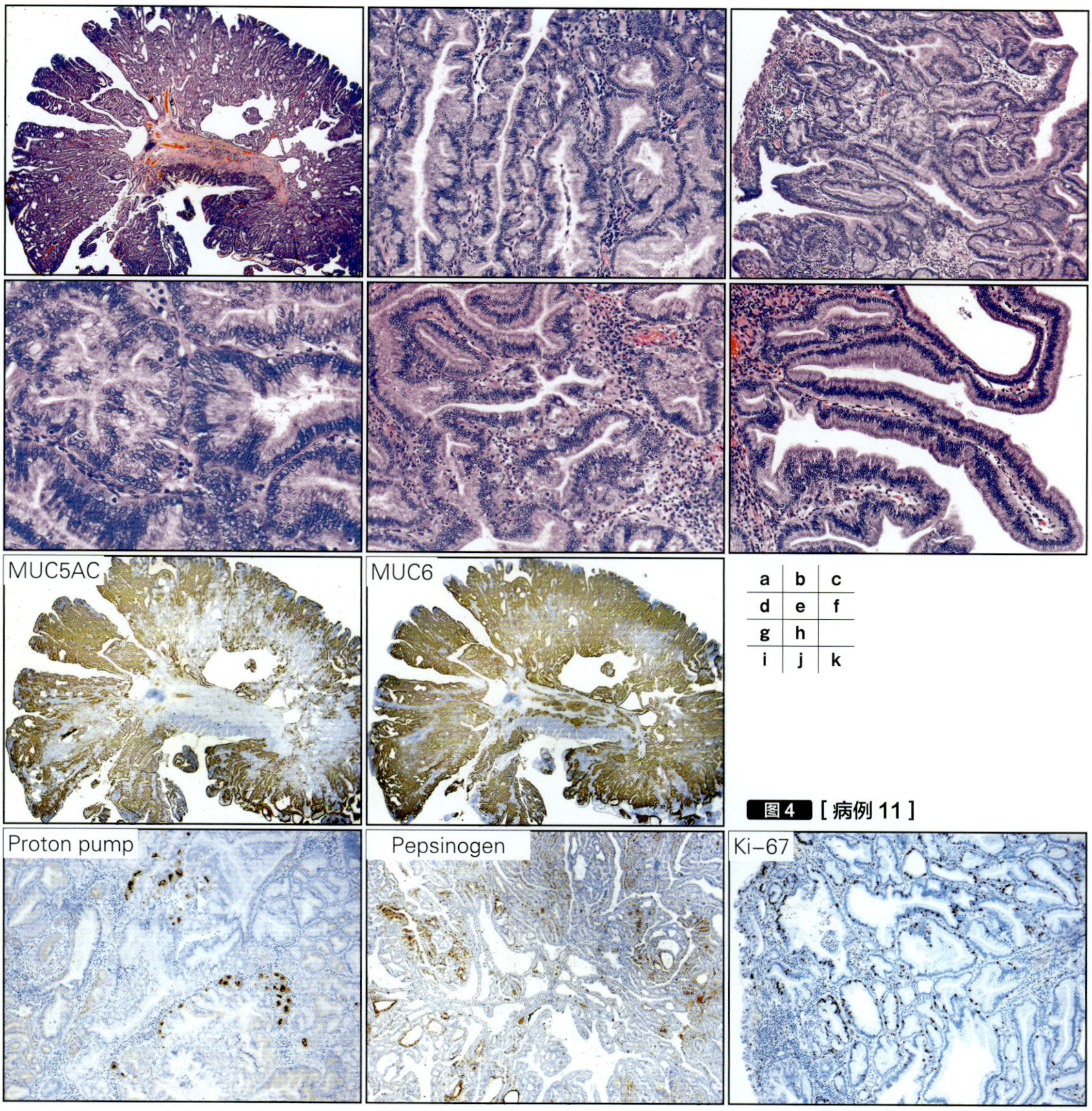

图4 [病例 11]

2. 诊断不一致的病例的讨论和确认

[病例 11] 胃型（胃底腺黏膜型）——腺癌或 NUMP

诊断结果统计	腺瘤：低异型性 2 名， 低 + 高异型性 3 名 腺癌：3 名

二村 接下来是诊断不一致的病例的讨论。首先是［**病例 11，图 4**］。2 名专家诊断为低异型性腺瘤，其他诊断为低 + 高异型性腺瘤或腺癌。

八尾 这就是所谓的胃底黏膜。

九嶋 是与幽门腺瘤相似的病变，表层呈黏稠状。我的诊断倾向于诊断为癌。

八尾 MUC6（**图 4h**）和 MUC5AC（**图 4g**）整体呈阳性。它还显示了绒毛膜结构，反映了胃腺窝上皮的分化。

九嶋 如果你仔细观察 MUC6，你会发现它表面的染色已经脱落。

八尾 这个病例很难诊断。

九嶋 诊断为癌还是腺瘤是立场的问题。如果不怕误解，这次我和八尾医生都把典型的幽门腺瘤以外的胃型肿瘤诊断为癌。

味冈 假设是癌，是不是可以认为是腺瘤内癌呢？我想如果是胃的话可以诊断为癌，但是在十二指肠，我还没见过类似的病例。既然没有证据，就把这次的病例诊断为癌有点不太对。

九嶋 Hida 等[5]的论文中将这种病例称为未确定。就像味冈医生说的，我从来没有见过这种浸润癌。

二 村 Hida 等用 NUMP（neoplasms of uncertain maligenant potential）的名称创建了一个分类。

九嶋 按照国际标准，是这样的。

八尾 就像九嶋医生说的，我认为腺窝上皮优势的情况基本上是癌，所以这个病例被诊断为癌。

江头 我诊断为低 + 高异型性腺瘤。异型性高的地方接近是癌，不过和味冈老师一样，我认为诊断为癌缺乏证据。在所谓的胃型腺瘤中也有 MUC5AC 染色呈阳性的病变。

九嶋 八尾医生的立场是如果 MUC5AC 染色的话就会诊断为癌。

八尾 不。MUC5AC 糜烂性感染的情况下诊断为癌。

海崎 像这次这样的病例如果诊断为癌的话，对于纯粹的胃底腺型病变和胃底腺黏膜型病变必须分开考虑。另一方面，这个病例就像味冈老师说的那样，诊断为腺瘤内癌的话，我希望你们能明确癌和腺瘤的界限。

菅井 您说得没错。话虽如此，也很难明确癌和腺瘤的分界吧。因此，要么全部诊断为腺瘤，要么全部诊断为癌。原则上，胃型幽门腺瘤被诊断为癌，这样考虑的话，把它们全部诊断为癌比较合适。但是，为什么把胃型性状的幽门腺腺瘤诊断为癌，这一点有证据支持吗？病理学专家很容易将纯粹的腺窝上皮病变诊断为癌，但要解释为什么诊断为癌却相当困难。

八尾 对于这个疑问，我认为九嶋先生等[6]的论文是有依据的。

菅井 九嶋先生的论文 *molecular biological characteristics* 是以什么为基准来判断的呢？

九嶋 是基于 CGH（comparative genomic hybridization）。干净的腺窝上皮型的非浸润性的 foveolar adenoma/dysplasia 和癌症相同的异常。

八尾 我认为即使现在没有证据，我们也应该把它当作癌。

九嶋 在田边・岩下分类中，是被诊断为胃底腺黏膜型癌的，我们不知道它是否真的是浸润性的。Hida 等就是在这样的背景下将其诊断为 NUMP 的。腺窝上皮型病变有浸润能力，不过，像这次的病例一样的干净浸润的病变今后被发现的话可以明确诊断为癌。

味冈 不过，我再重复一遍，胃里可能有蓄积，但至少十二指肠里还没有。

八尾 您说得对。这次的病例，我认为只能符合和胃一样的标准。

菅井 但是这样的话，就会变成无论哪个器官都可以用同样的标准来衡量了。十二指肠就是十二指肠，我们需要更多的证据和更细致的讨论。

八尾 无法判断这个病例是癌还是腺瘤。但问题是，如果诊断为腺瘤，在临床上就可以放心了。这一点我想大家都是一样的。

九嶋 以国际标准来看，会被诊断为幽门腺瘤。

八尾 我认为，如果要把它分为癌或腺瘤，那就只能把它诊断为癌。关于这次的病例，在提出基本方针的基础上，在证据积累的阶段再进行讨论怎么样？即使是没有结节的病变，如果不给它起一个诊断名，你就不能制定诊断标准。

味冈 如果我们把异型性极高的部位作为癌来诊断为腺瘤内癌，我们就能理解了。但是，有核的地方也全部诊断为癌吗？ 是腺瘤内癌还是最终诊断是不同的。这次诊断出癌症的医生都是认为癌吗？

菅井 因为没有界限，所以我全部诊断为癌。

味冈 在胃里，如果没有界限，全部都是癌。另外，在大肠没有界限的情况下，诊断为腺瘤内癌，予以切除。以胃的标准来看，这个病例界限不清，确实全是癌。一边做一边用大肠的想法考虑的话，也有可能诊断为正形成的腺瘤内癌。

九嶋 这个病例是胃型的性状，不应该用胃的标准来诊断吗?

味冈 确实如您所说的那样，十二指肠的情况没有证据，所以有不能排除的情况。是腺瘤还是癌，诊断上出现差异的时候不知道是否是癌，因为不知道，所以不能跟腺瘤混在一起，这是不同的。

八尾 这个病例，不诊断为癌也没有问题。但是，我认为不能诊断为腺瘤。

一同 ……

江头 果然，高异型性腺瘤和边界病变不准确地定义的话是不一致的。

菅井 临床上也把边界病变当作癌来考虑治疗，所以应该诊断为癌。结果，诊断为边界病变不是因为没有把握吗?

味冈 比如这个病变出现在 Vater 乳头的时候，如果诊断为癌的话就是 PD 了。在这种情况下也能诊断为癌吗?

菅井 但是，这个病变是在黏膜内，所以认为可以摘除。

八尾 确实，Vater 乳头出现的情况下，即使取材进行活检也很难马上诊断为癌。就连我这个倾向于诊断癌的人，可能也无法诊断为癌。

九嶋 我刚刚说过，病理诊断不受位置信息的影响，实际上是受位置影响的。

味冈 它诊断是受位置影响的。如果是 Vater 乳头，就会被诊断为腺瘤。像这次的病例一样，不知是癌还是腺瘤的病变，我想再观察一下。

菅井 如果这个病变发生在 Vater 乳头附近，我们不会把它当作 PD。

八尾 不会。

菅井 可以用内镜取出来吗?

松本 因为没有（使用）内镜，所以不能准确地知道，但实际上已经摘除了，应该可以（用内镜）摘除。

海崎 看图 4i，如果是胃型就诊断为癌。但是如果没有这些交流，就很难诊断是癌。

八尾 在实际临床中，重要的是至少不能和通常的腺瘤一样处理。

菅井 如果将摘除的材料诊断为边界病变的话会使临床医生困惑。就像小山医生说的，如果是腺瘤就诊断为高异型性腺瘤，如果是癌就诊断为癌，否则临床医生很为难。

小山 再次通过内镜观察回顾这个病变的时候，认识到是腺瘤还是癌，对之后的诊断学和治疗方案的判断的影响是完全不同的。

二村 就像八尾老师说的那样，有必要认识到，如果是和腺瘤一起处理并进行跟踪，这样的临床应对是有问题的。

菅井 十二指肠腺瘤有经过观察吗?

松本 大多数情况下，都是经过观察的。

菅井 你是以怎样的标准来进行随访的呢?

松本 没有明确的标准。也有很多所谓小肠型的小腺瘤没有切除的病例。跟进这类病例是个问题。

八尾 这是个问题。

海崎 不过，应该没有证据。

小山 尺寸很大（约 2cm）。再大一点，polypectomy 就很难回收了。

二村 是腺瘤还是癌的诊断会导致临床问题。如果只把十二指肠的病例分为两类的话，就会出现不管怎么想都是腺瘤却不得不诊断为癌的情况。为了避免这种情况的发生，建立一个无法分类的框架（“杂类”），在今后的研究中应该考虑重新讨论这个框架（“杂类”）。

九嶋 我赞成。我的立场是在切除的例子中不应该使用“边界病变”这个词，但是我一直使用 gastric-type neoplasia 这个词。也许会有将这次的病例诊断为癌症的趋势，但实际上还是存在意见分歧。

二村 这个研讨会的目的就是明确这些观点。

九嶋 内镜医生是如何处理病理诊断的，这是另一个环节。

味冈 因为没有证据，所以是作为工作的一部分先假设诊断为癌，还是在证据收集到之前先取一个别的名字的区别而已。即使这个病例被诊断为腺瘤，我也不能保证它不会浸润。我认为没有人有十二指肠肿瘤的诊断标准。虽然想以十二指肠器官的特性为基础制定诊断标准，但是现在还没有足够的病例积累，所以还处于借鉴其他器官资料作为工作假设的阶段。如果我决定把这个病例诊断为癌，我会这么诊断。但是，是否全部诊断为癌，由于针对组织发育存在不同看法，所以不能断言。如果最高病变是腺瘤内癌的话，我认为没有问题。

八尾　我们认为这个病变是癌的 3 点证据：①细胞分化在腺窝上皮附近；②细胞分化是中间型；③增殖带不清晰。

海崎　我同意了七八成，但还是应该再增加一些证据。在这个病变中发现了浸润癌，如果有证据表明确实发现了基因异常，那就百分之百可以肯定了。

九嶋　在幽门腺瘤的基因分析中，几乎所有的例子都存在 *GNAS* 变异。可能是幽门腺瘤的一类疾病。胃浸润癌几乎没有 *GNAS* 变异，但十二指肠浸润癌有 *GNAS* 变异[6]。因此，我认为作为癌前病变至少有诊断的意义。但是这个病变是否最终被诊断为癌是新的问题。

小山　如果是腺瘤、癌，以及无法分类这 3 个病变，临床医生就会非常容易理解。如果诊断名称变成 4 个，临床医生会很为难，但如果是 3 个就没有问题了。由于不能分类的病变实际上很少，所以即使不把它非黑即白化，临床医生也没有问题。

九嶋　如果你遇到了很难分类的病变，你可以把它介绍给擅长内镜治疗的医院。

菅井　你一开始说的是腺瘤和癌。

小山　如果能一分为二我最高兴，但听了刚才的讨论，我觉得一分为二是不可能的。

八尾　明白了。这个病例引用了 Hida 等的论文，诊断为 neoplasm of uncertain malignant potential，缩写为 NUMP。但我希望大家注意到这是一种接近癌的病变。

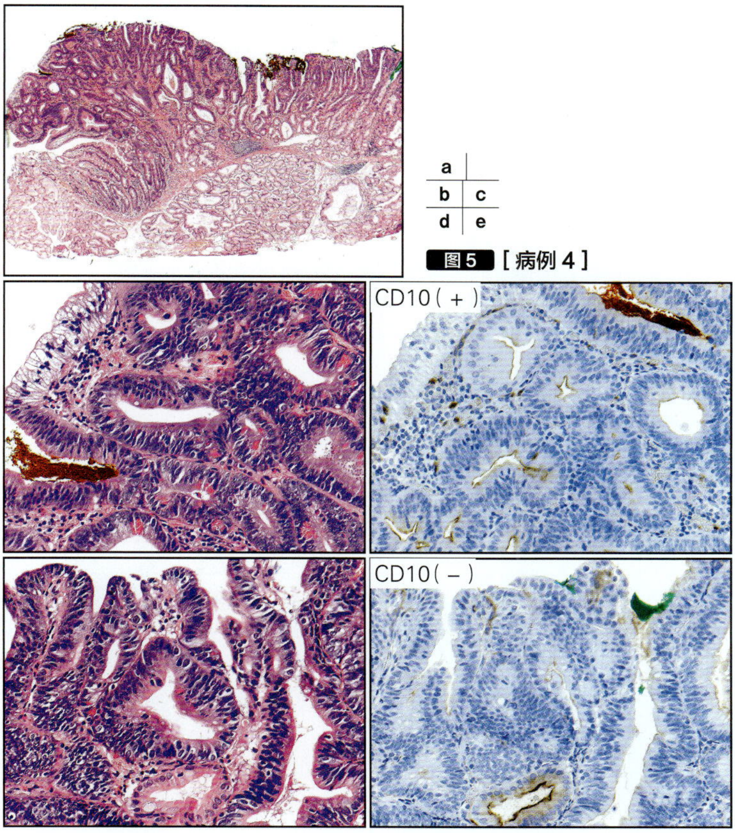

图 5 ［病例 4］

［病例 4］ 小肠型——腺瘤（低 + 高异型性）	
诊断结果统计	腺瘤：低异型性 1 名，低 + 高异型性 4 名，高异型性 1 名 边界病变：1 名 腺癌：1 名

二村　诊断不一致［**病例 4，图 5**］。诊断为腺癌 1 名，边界病变 1 名，其他医生诊断为腺瘤。这个病例如果被看到核密度高的地方，就会被诊断为癌。

九嶋　核有一部分肿大，诊断为低 + 高异型性腺瘤。未重视表面有糜烂的地方，诊断为低异型性优势型。

海崎　但是，也有可能是表面糜烂导致瘀血。

八尾　由于出现了 Paneth 细胞，所以判定为小肠型性状，并以大肠肿瘤为基准进行细胞异型评价，因此未判定为癌。

二村　在判定为小肠型的时候也要考虑细胞像吸收上皮一样的颜色。

八尾　是的。

菅井　Paneth 细胞即使不是纯小肠型也会出现。为了断定是小肠型，不是需要观察到刷状缘吗？

八尾　您说得对。在大肠中，在有黏液形成的部分你可以看到 Paneth 细胞。不过，在十二指肠中通过 HE 染色发现 Paneth 细胞是小肠型的特征之一。同时评价免疫组织化学染色结果，边缘部可见杯状细胞、Paneth 细胞、CD10（+）的刷状缘（**图 5c**），核的主体呈纺锤形，表层分布有 Ki-67 阳性细胞，由此判定为小肠型低异型性腺瘤。在中央，你可以看到核的类圆形化和极性紊乱，这是一种非常接近癌的图像，基本像是小肠型的低异型性腺瘤，所以不是癌而是高异型性的腺瘤。另外，在高异型性成分中，通过免疫组织化学染色，CD10（−）、MUC6（+）、Ki-67 阳性细胞几乎全层性分布，反映了异型性的增高。

菅井　这是个有趣的例子。

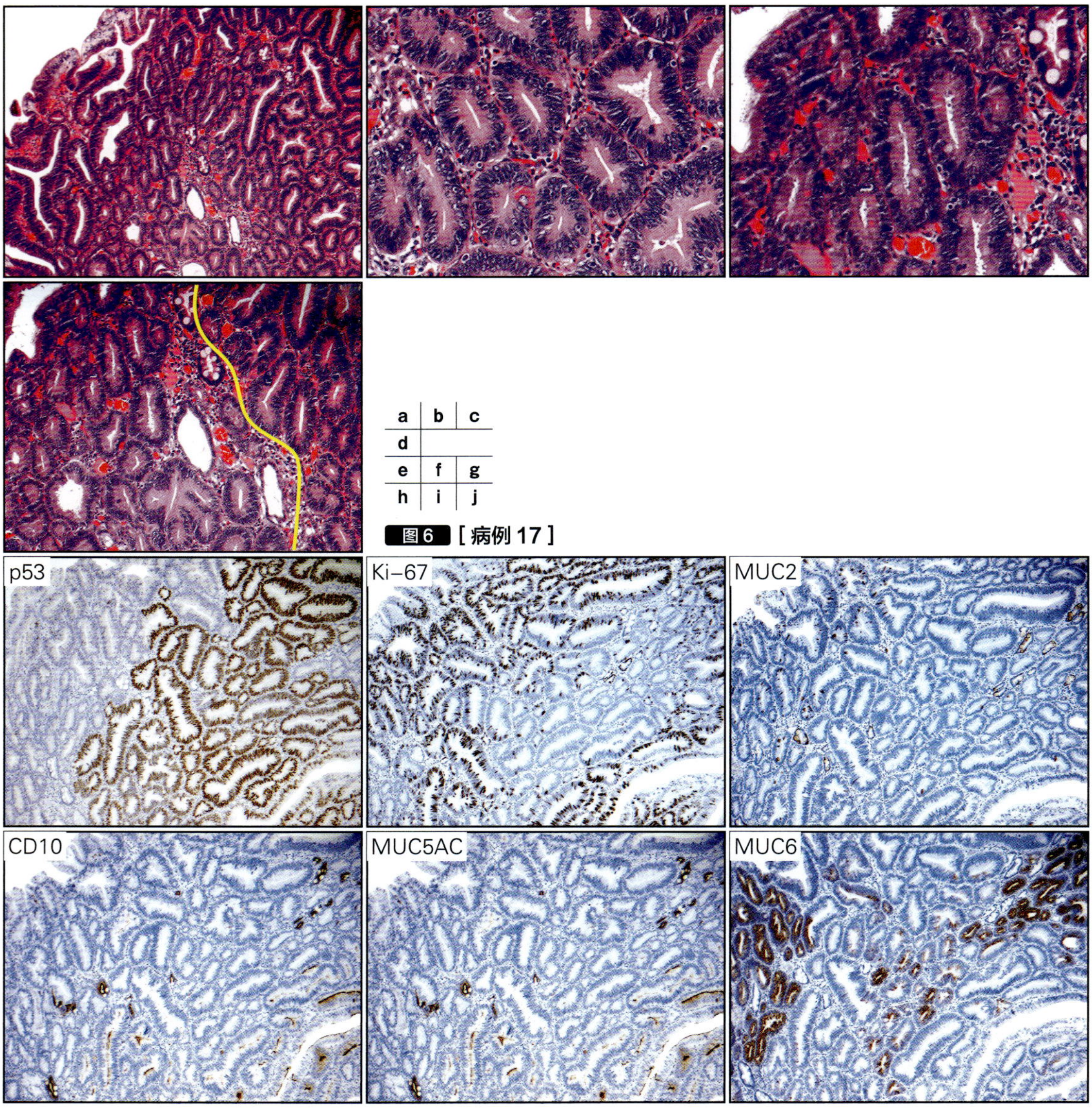

a	b	c
d		
e	f	g
h	i	j

图6 **[病例 17]**

[病例 17] 胃肠混合型——腺癌（有腺瘤成分）	
诊断结果统计	腺瘤：低异型性 2 名，低 + 高异型性 2 名，高异型性 1 名 腺癌：3 名

八尾 下面是［**病例 17，图 6**］。被分别诊断为腺瘤和腺癌。

一同 这个病例让人困惑。

海崎 从这里（**图 6d** 中黄色虚线的右侧）看，很明显是癌。

九嶋 如果你没有看到，就是腺瘤。用 HE 染色判断是肠胃混合型。

菅井 MUC2（**图 6g**）的部分有少量的染色。

八尾 是的。

味冈 从底层来看，异型性明显不同。但是整体上看不出正面的变化。因为观察正面形成是一种感觉模式识别，所以很难明确断言正面变化的有无。例如，如果在异型性的较强的地方明显地发育成压排性，就会有连续的过渡和癌前病变。这个病例是腺瘤内癌。

八尾 腺瘤内癌。看到癌症信息的人就会诊断出癌。Paneth 细胞和杯状细胞混在一起，被判定为 N/C 比为 50% 左右的腺瘤的成分（**图 6c**），所以我认为即使是高异型性腺瘤的诊断也没有错。

菅井 在这个病例中，腺瘤和癌症的界限很难分辨。

八尾 是很难分辨，但仔细一看，是有边界的。具有区域性的 p53 蛋白过剩表现，该部位与被判定为腺瘤的部位相比，核异型性增高，显示肠型性状的减少或消失以及胃型性状的表现。

松本 大家认可是腺瘤内癌吗？

菅井 我都诊断为癌。原因是它们没有明确的界限。如果没有“一笔画出”的界限，就全部诊断为腺瘤或癌。

味冈 假设没有边界，即使异型性最低的地方是单一病变也诊断为癌吗？

菅井 不试一下就不知道。

味冈 但是，每个病例的诊断标准都不一样吗？基本上癌症的诊断标准是以异型性最低的部分为标准制定的。在这个病变中，确实没有看到边界的形成，但是“异型性高的地方和异型性不强的地方是连续的，所以全部诊断为癌症”。

菅井 是的。

味冈 在这一点上，病理学家也有不同的看法。

海崎 也许我们可以用性状来区分它们。有一种观点认为，性状为胃肠混合型，免疫组织化学染色的 CD10 几乎没有染的性状的病例都被认为是癌。

菅井 如果把胃的标准直接套用到十二指肠，即使异型性稍弱，只要具有胃型的性状就会变成癌，这是很单纯的想法。因为这个是以胃的标准来衡量，即使异型较弱，只要显示出腺窝上皮型的形态，基本上就应该诊断为癌。对于将这样的十二指肠的病例诊断为癌的妥当性，由于没有生物学上的证据，所以不清楚。这是未来需要研究的课题。

二村 着眼于性状的话，被诊断为腺癌的东西，有纯粹胃型和肠胃混合型，不过，几乎全部病例能够看到胃型的性状。另一方面，回顾八尾医生被诊断为腺瘤的病例的话小肠型有较多倾向。

味冈 八尾医生的观点是，如果性状是小肠型，就不会诊断为癌。

八尾 不是。即使是小肠型，如果细胞核变大，极性消失，就可诊断为癌。小肠型肿瘤和大肠肿瘤一样，不容易被诊断为癌。

九嶋 在这次的诊断中，八尾医生把小肠型全部诊断为高异型性腺瘤，而我全部诊断为癌。性状在肠型中也能看到高度异型性的病例，我诊断为癌，八尾医生因为是小肠型，所以诊断为高异型性腺瘤。

八尾 完全是不同的观点。

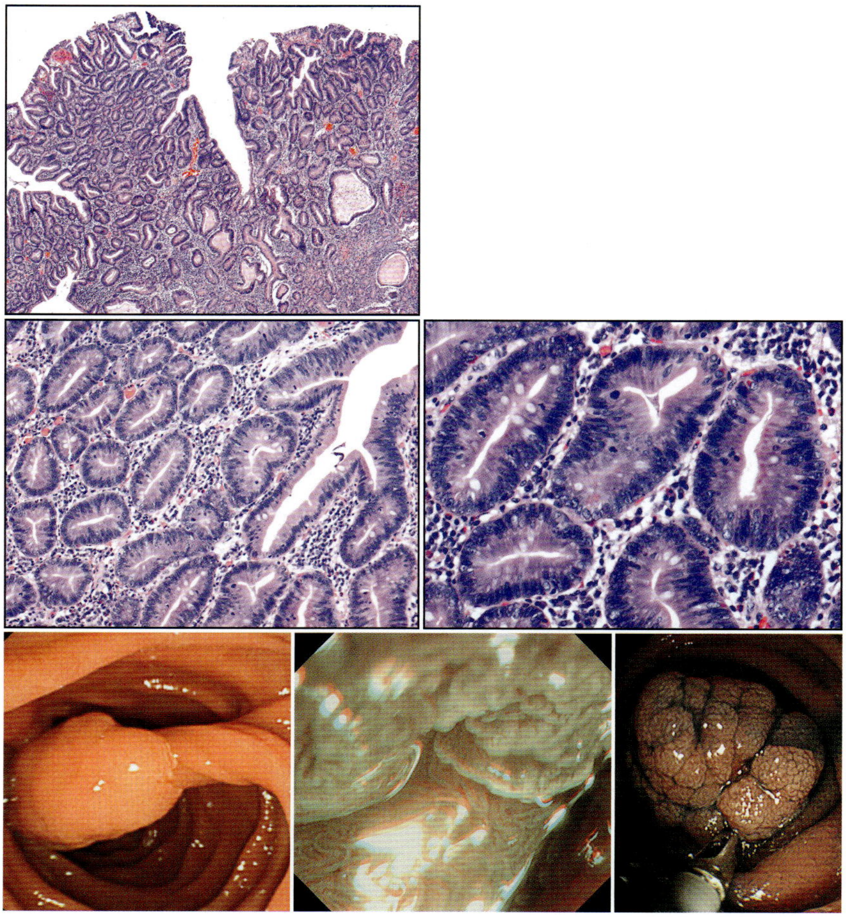

a | b c | d e f

图 7 [病例 21]

[病例 21] 小肠型——腺瘤（高异型性）	
诊断结果统计	腺瘤：低异型性 3 名，低 + 高异型性 1 名，高异型性 1 名 边界病变：1 名 腺癌：2 名

八尾 ［**病例 21，图 7**］主要是低异型性腺瘤和腺癌的诊断。

九嶋 小肠型，分化明显，八尾医生诊断为低异型性腺瘤。但是，这个病例意见不一致。除了腺癌以外，也有边界病变，属高异型性腺瘤的诊断。

八尾 这个地方（**图 7b，c**）诊断为腺瘤没有问题吧？

九嶋 我想是腺瘤。但是，我记得在诊断的时候，应当有局限性。

菅井 我对这个病例感到奇怪。它表面的构造很奇特。我在腺管的地方取了一个异型结构。一般的腺瘤是不会出现的。

八尾 我认为它来自腺瘤。

菅井 细胞局限性较差，但结构异型性较强。因为界限不明所以全部诊断为癌……

八尾 对结构异型性的评价是非常主观的，我总是觉得它的定义不明确。加入对细胞分化的细胞异型性的评价具有客观性，所以我认为应该重视对细胞本身的评价。

菅井 胃部需重视的是结构异型性，在胃型中我们可以诊断出癌。如果是纯小肠型的话，我认为诊断为高异型性腺瘤比较合适。

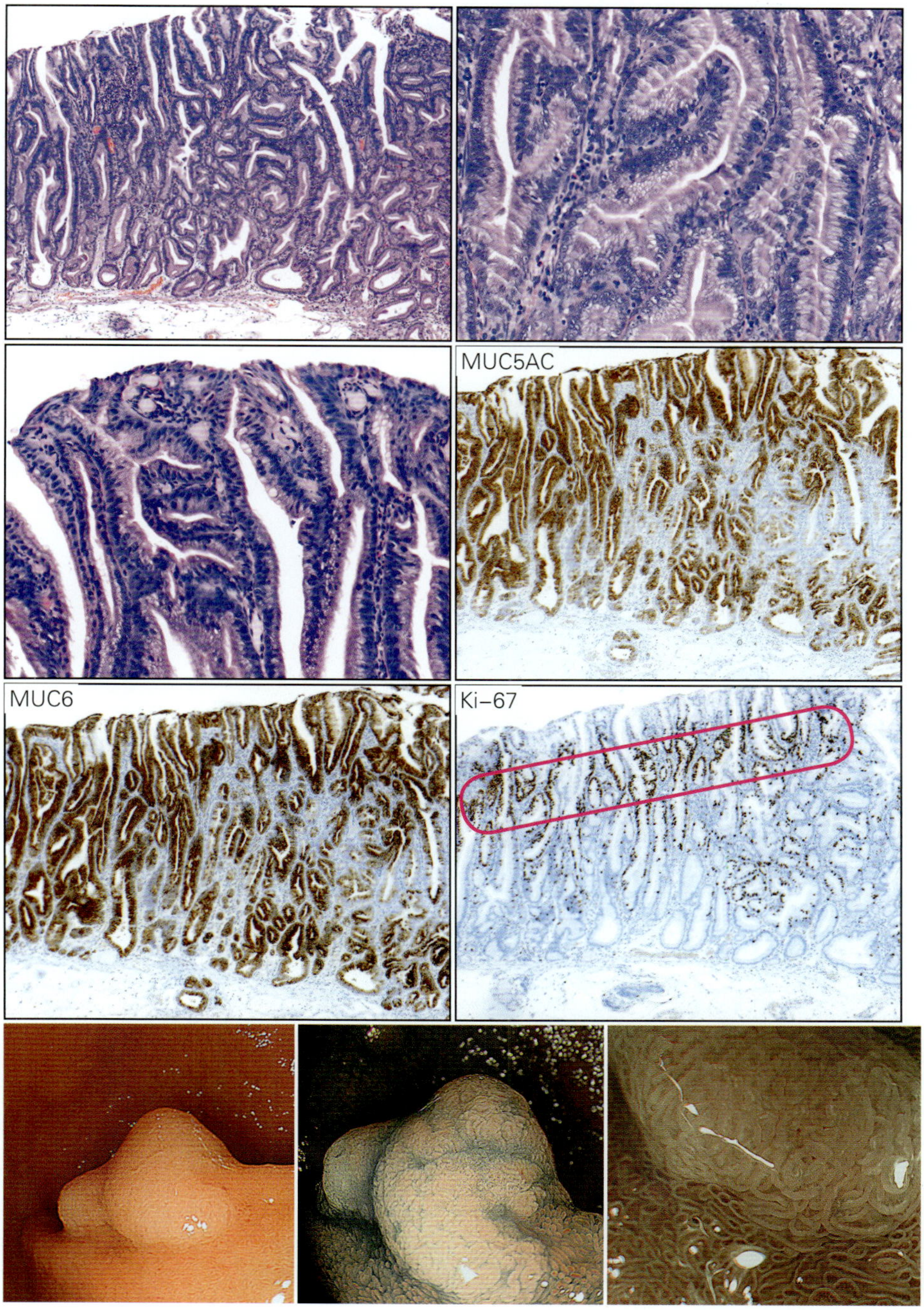

a	b
c	d
e	f
g	h	i

图8 [病例 24]

[病例 24] 胃型——腺癌	
诊断结果统计	腺瘤：低 + 高异型性 2 名，高异型性 2 名 边界病变：1 名 腺癌：3 名

八尾 下面是 [**病例 24，图 8**]，需区分是腺瘤还是腺癌。

松本 从内镜的角度来看，它根本不是癌。

二村 这附近有增殖带（**图 8f**，红圈部分）。

八尾 这个病例从增殖细胞的分布来看不能判定为癌，但是从胃型性状和核异型性的程度可以诊断为癌。

味冈 我诊断为高异型性腺瘤。十二指肠的胃型病变想以胃的标准来诊断，但是没有其他证据，这是最真实的感受。

八尾 这么一说，就会引发一场争论，把胃里的这种病变诊断为癌，正确吗?

味冈 但是，发生在胃的情况下，比在十二指肠积累了更多的证据。它并没有成为脱离这些证据的诊断标准。

二村 像这次的病变，不强调表层比较好吗？表层的核密度不但没有降低，反而变高了。核是圆的，其排列不规则，形成凹陷。根据这些特征，也有接近癌的边界病变的诊断名……

八尾 观察核的形状和细胞结构是很重要的。

菅井 sequential 有核异型。

味冈 大肠到表层附近是增殖带，所以通过看核异型性来考虑诊断问题比较好吧。

海崎 内镜下的腺管结构和血管怎么样?

小山 从内镜的角度来看，它的结构是扁平的，色调也是褪色调。表面也没有那么不规则。内镜诊断是腺瘤。呈凹陷状，这也是诊断为腺瘤的原因之一。隆起型和凹陷型还是不一样的。

松本 但是，这样内镜医生和病理医生分开诊断的话，十二指肠的胃型肿瘤的诊断学的重新思考是十分必要的。

小山 你的病理医生们都诊断为癌吗?

菅井 大体是癌。

九嶋 癌。小山先生，你可以用内镜放大观察它的表面，把这个病例诊断成腺窝上皮吗？

小山 在这个例子中我们不知道。江头医生，这个病例也诊断为癌吗?

江头 是的。初见时诊断为高异型性腺瘤，对我来说高异型性腺瘤是癌的诊断，所以诊断为癌。

小山 都是癌吗？

江头 是腺瘤内癌，还是从腺瘤分化出来的癌，这是病理上的语言差异，或者说是解释上的差异。

味冈 用英语来说就是 cancer in adenoma 或者 cancer with focal adenomatous features。

九嶋 在基底上可以看到 Brunner 腺，按照国际标准可能会被诊断为幽门腺腺瘤。MUC6（**图 8e**）染色比胃还好，这是幽门腺瘤，表面出现了腺窝上皮型的肿瘤。

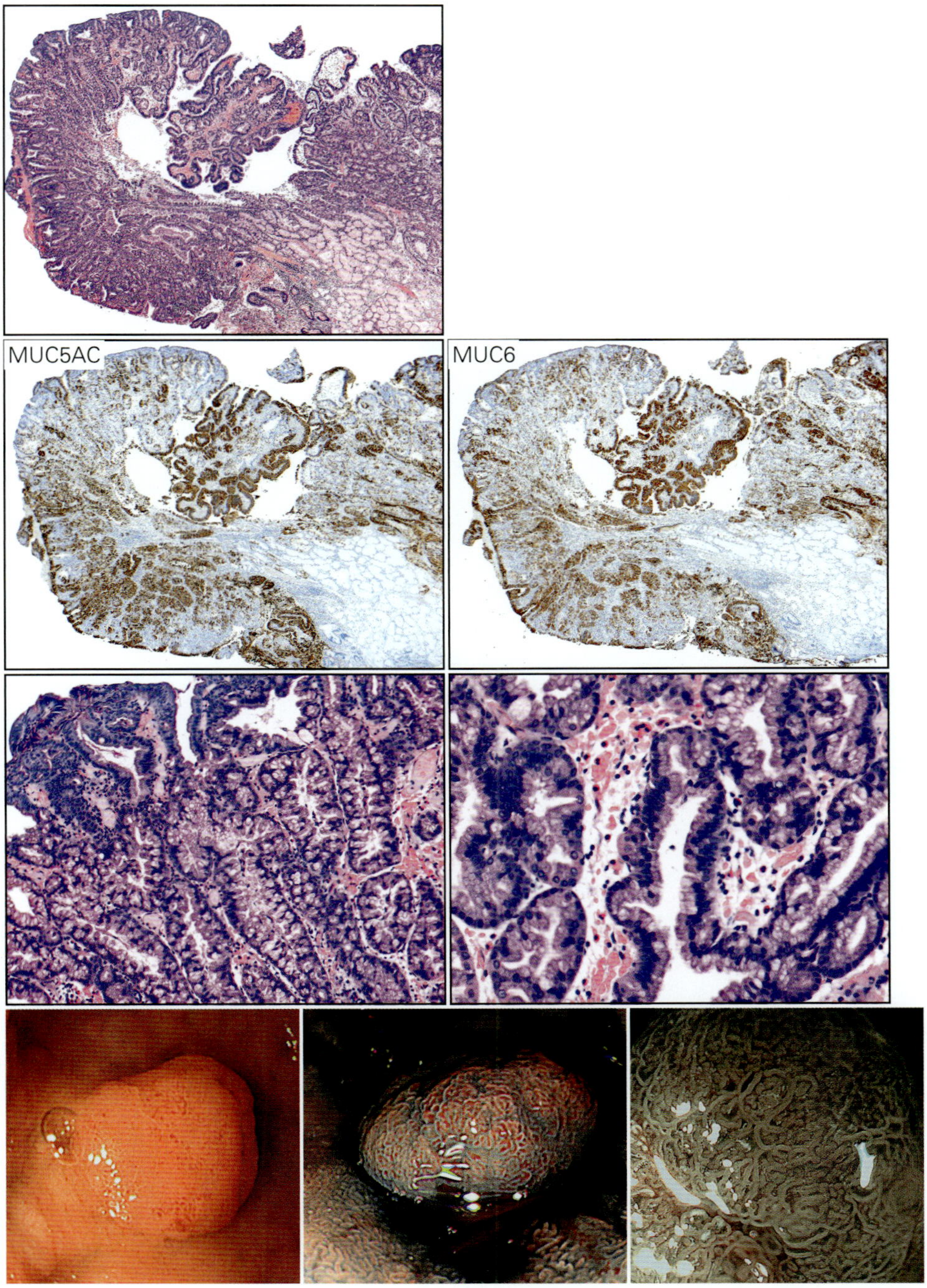

图9 [病例25]

[病例25] 胃型（胃底腺黏膜型）——腺癌或NUMP	
诊断结果统计	腺瘤：低异型性1名，低+高异型性2名，高异型性1名 腺癌：4名

八尾 下面是［**病例25，图9**］。这个病例很难。

九嶋 胃底腺很多，田边·岩下分类说的胃底腺黏膜型的癌。这个病例和［**病例11**］一样，是一个国际上叫作uncertain的胃型肿瘤。

八尾 抛开幽门腺瘤。另外，增殖细胞位于表层附近，MUC5AC（**图9b**）被严重染色，所以我诊断为癌。但最困难的是中间的部分。

九嶋 八尾医生在［**病例 11**］中也说构造不成熟或者说是稚嫩，我认为是成熟的。

二村 细胞分化完成了，就是所谓的超高分化。

九嶋 主要细胞和 MUC6 和 PG（pepsinogen）染色的正常细胞一样。不过，“充分分化”的意思是指成熟。

八尾 也有一些黏液腺——主要细胞 MUC6 和 PG 是阳性的，即使这些细胞是正常的，作为最终分化型的颈部黏液腺只有 MUC6 呈阳性，主要细胞只有 PG 细胞呈阳性，我们用了“不成熟”这个词，因为它们同时是阳性的，但“中间分化”这个词可能更合适。

菅井 我也这么认为。我认为这是良性的。

九嶋 这样的病变是不是可以诊断为 NUMP 呢？

二村 这个词并没有得到广泛的认同，所以是暂时使用的。

八尾 虽然被我诊断为癌，但现在还是套用 NUMP 这个概念比较保险。

九嶋 内镜检查结果怎么样?

小山 从内镜图像来看，可以看到很多大大小小的异型构造。给人一种腺瘤和癌混杂在一起的印象。至少不是肠型，至于是不是胃型，还不清楚。

九嶋 如果这样的病例也不断累积的话，也许就会发现其中很多是胃型的。如果知道它是胃型的，你可能会选择切除它。

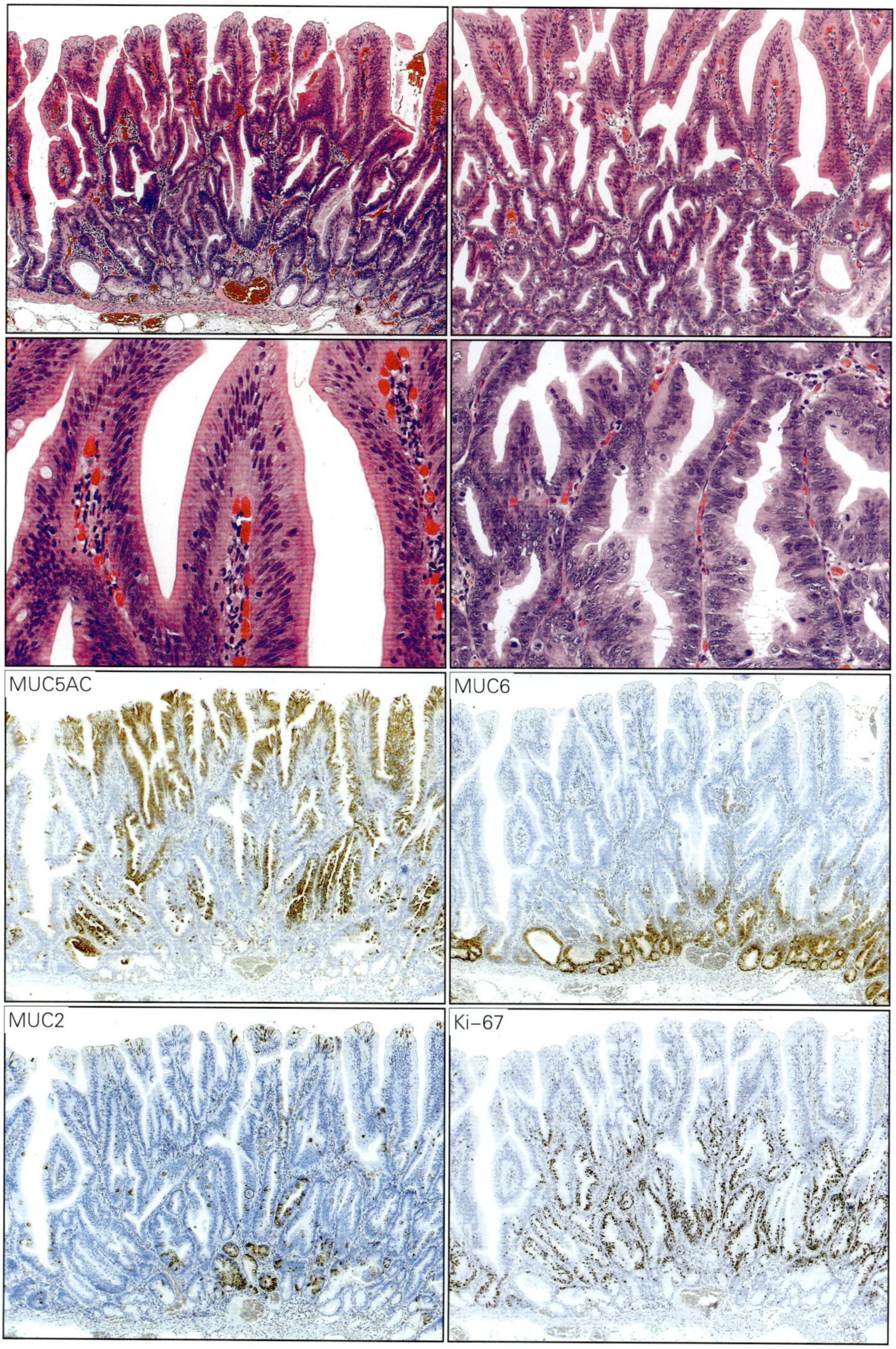

a	b
c	d
e	f
g	h

图 10
［病例 18］

［病例 18］ 肠胃混合型——分类困难

诊断结果统计	腺瘤：低异型性 2 名，低 + 高异型性 2 名，高异型性 1 名 腺癌：2 名 其他：1 名

九嶋 接着是［**病例 18，图 10**］。有些老师说他们很像 serrated polyp。

味冈 菅井医生的诊断和大肠的 serrated polyp 不一样。

菅井 当然。所以我们需要考虑如何给它起名字。

九嶋 当 serrated 在大肠中流行的时候，国外也出现了在胃和十二指肠中有 serrated polyp of ~ 的病例报告[8]，即使做了基因测试也和大肠的完全不同。

味冈 针对胃本来不使用 LST 这个术语，但有病理学家误用 LST。我认为是和那个一样的问题。因为它的特殊性质，所以才有了这个名字，在应用于其他器官的时候应该注意。这不是 serrated adenoma 或 SSA/P。

菅井 Liu 等[9]介绍了 serrated tubulovillous adenoma 的概念。Liu 等引用的病例是源自大肠，我记得是和这个病例相似的肿瘤。虽然还没有达成共识，但是有人提出将其作为大肠的新的第四种锯齿状病变。

八尾 你可以在下方看到增殖带，这可能是一种特殊的肿瘤。

新井 如果这个病例被诊断为癌，你是根据什么判断的呢？

八尾 虽然从黏膜深部的异型性判定为癌，但由于呈锯齿状，从细胞分化和增殖带的位置来看，与到目前为止所看到的病变是不同性质的病变，所以重新考虑的话，目前还很难分类。

九嶋 来自韩国的报告[10]显示，在胃中 serrated adenoma 和 serrated dysplasia 等病变出现了胃型的性状。如果在胃里看到这样的病变，可用 papillary 诊断为胃癌。这个病例在十二指肠出现了胃型的性状，所以看起来和那个相似。八尾医生的立场是，将这个病例诊断为癌。

八尾 嗯。核是圆的，结构有点混乱。我们不太考虑它是不是锯齿状。重新审视一下的话，仅凭这一个例子是不能诊断的。

菅井 津山医生，胃型的性状出现了多少？

津山 表层 MUC5AC 呈阳性（**图 10e**），深层 MUC6 呈阳性（**图 10f**）。

九嶋 MUC2 也混在一起（**图 10g**）。

津山 混合在一起。

菅井 肠胃混合型。

八尾 话虽如此，目前这个病例还没有诊断出来。

感谢您长时间的讨论。病例讨论到此结束。

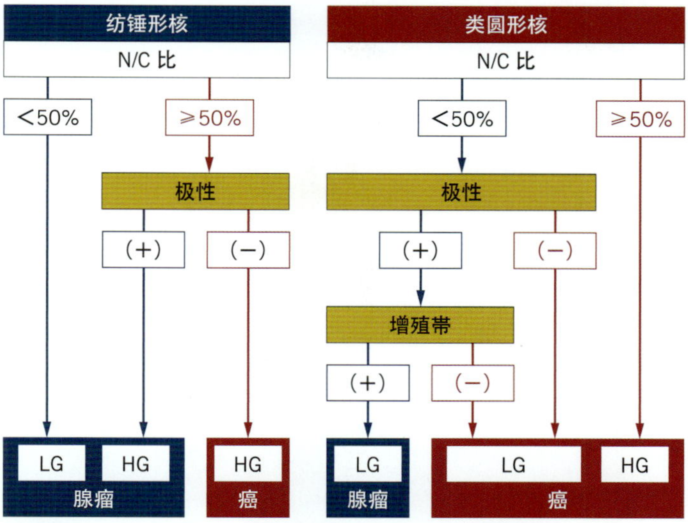

图 11 胃、十二指肠上皮性肿瘤的基本病理组织学诊断流程
LG：低异型性；HG：高异型性。

第三部分　十二指肠腺瘤、癌的病理诊断思路

十二指肠腺瘤、癌的诊断方法

二村　根据这次病例讨论的结果，关于十二指肠腺瘤、癌的诊断，八尾老师，请介绍一下。

八尾　请看流程（**图 11、图 12**）。首先，根据十二指肠的性状，大体上是胃型还是肠型，在肠型中是不是小肠型。并且，分别根据异型性、细胞分化、核极性、有无增殖带等进行分配。这些在 HE 染色中可以发现很多。

在此次讨论中，个别病例中存在异型性不同的部位混在一起、细胞分布不均匀、增殖带有无不明等情况。关于这些，虽然还有很多课题等待研究，但实际上和胃癌诊断一样，可以通过性状和细胞异型性的组合来区分。

另外，胃型性状的病变大多被认为是癌。但是，最近发现了腺窝上皮型中核呈纺锤形并具有增殖带的病变。这样的病例可诊断为腺瘤。在小肠型中，纺锤形核中有增殖带的话会被诊断为腺瘤。另一方面，小肠型中有圆形核紊乱的类圆形核的病变需诊断为癌。

另外，对于无法分类的病变（null type）也诊断为癌。

在这次讨论中，大家一致认为，对于中间病变，NUMP 的诊断也可以暂时搁置。

味冈　关于算法的问题。肠型中有没有所谓的大肠型呢？MUC2 被染色了，但是 CD10 没有被染色，所以有时候我们也会遇到不是胃型的性状。

八尾　我们把这些病例解释为胃肠混合型。

九嶋　以前被称为大肠型的病变，通过免疫组织化学方法进行各种染色后，你会发现很多是胃肠混合型的。

八尾　胃型幽门腺、颈部黏液腺型也很复杂。虽然和其他的病变略有不同，但原则上认为以有无增殖带来分配就可以了。

九嶋　幽门腺、颈部黏液腺型被诊断为癌时，用类圆形核来区分，不过，也有腺窝上皮分化明显的病例。

八尾　在这种情况下，我们用增殖带来判断。

九嶋　幽门腺瘤的表面基本上是腺窝上皮型。

八尾　严格来说，我认为可以分类为胃型腺瘤，幽门腺优势型等。

九嶋　明白了。WHO 分类[11]中分为腺窝上皮型和幽门腺型，所以在腺瘤的分类或 dysplasia 的

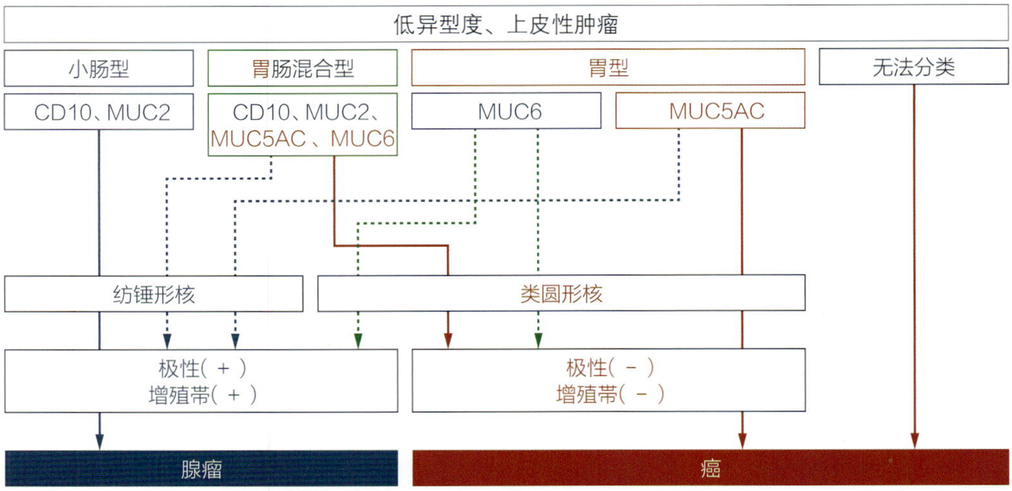

图12 胃、十二指肠低异型度、上皮性肿瘤的性状表现和细胞增殖动态的腺瘤和癌的病理组织学的诊断流程
实线：common（频度高）；虚线：rare（频度低）。

分类中是这样划分的。

小山 这是临床方面提出的问题。内镜观察只能看到表面。表面是小肠型，深部是胃肠混合型，这样的病变可以考虑吗？

八尾 没有啊。即使是 NBI（narrow band imaging）放大内镜，也可以分辨胃型和肠型。

小山 明白了。从表面上来看，只要有一点点 WOS 或 LBC，就可以把它们都认为是小肠型吗？例如，只有边缘部分有 WOS，正中间凹陷的病变容易被认为是癌症。这样的病变给人的印象是很多中间没有 WOS。如果可以把这样的病例全部看作是小肠型的话，那就太好了。

海崎 我们需要确认这些病例是否是肿瘤。

九嶋 您刚才说的是，我们把有局限性的东西看作肿瘤的一部分。

八尾 也许，糜烂的最表层是未成熟的细胞，所以可能没有表现出性状。在这种情况下，必须对照内镜诊断和病理诊断来详细诊断。

小山 明白了。

津山 关于胃型和小肠型的定义，例如 MUC6 的一部分被染色了的话，可以认为里面有胃型的性状。

八尾 在这种情况下，严格来说是胃肠混合型。

津山 就像小山医生刚才说的那样，周围呈小肠型，中心的一部分呈 MUC6 阳性，也有凹陷的病例。怎样区分胃型和胃肠混合型呢？

菅井 我认为取决于 proportion。在刚才的讨论中，八尾老师表示："如果一个性状中有 10% 以上的样本出现就视为阳性。"我是按照这个标准写的论文，以前没有人指出过。但是，最近也有人指出"10% 是不是太低了？"

小山 那是 cancer in adenoma 吗？

八尾 不是 cancer in adenoma，用 HE 染色判定为小肠型，但病变有一部分 MUC6 呈阳性。MUC6 的表达在异型性病变中更高。

味冈 将 MUC2 染色阳性但 MUC5AC 或 MUC6 不染色的病变列入胃肠混合型吗？

菅井 我认为那就是所谓的大肠型。如果你没有 CD10、MUC5AC、MUC6 染色，而 MUC2 染色了，我称之为大肠型。

八尾 我们还需要进一步研究这些流程中被忽视的小问题。

味冈 虽然有黏液性状的分类，但在十二指肠中是难得一见的。

九嶋 它是胃型的，但它也是腺窝上皮型的，当它变大时，MUC2 就显现出来了。我经常把它诊断为腺窝上皮优势型。

味冈　我赞成用黏液性状分开，据说原来的黏液性状的划分方法因人而异，有不同的性质。我认为这一点还是有共识的好。

八尾　当然，我不认为这个算法就能做到100%准确。

菅井　大致按这样的分类进行吧。这样的共识可以接受。

二村　在这次研讨会上，我给临床医生的反馈是，从诊断方法中也可以看出，我们在一个切除的样本中进行免疫组织化学染色，使用尽可能多的4到5个标记，一边确认细胞的性状一边进行诊断，这就是信息吧。对于切除标本的病理诊断，至少需要检查MUC2、MUC5AC、MUC6、CD10和Ki-67。无论如何，我们都希望这些抗体能被检测。

小山　在十二指肠腺瘤和癌中，可能有无论如何都不能在癌和腺瘤中间分类的病变。但是，通过这次的讨论，发现相当数量的十二指肠腺瘤和癌是可以分类的，非常感谢。临床诊断的基础是病理诊断。在进行十二指肠腺瘤、癌的病理诊断总结后，在临床上再次进行内镜成像，回顾一下临床图像，有可能建立新的诊断学。今天非常感谢。今后也请多多关照。

（2019年1月16日在笹川纪念会馆举办）

讨论中提到的参考文献

[1] Arai T, Kida Y, Harmon BV, et al. Comparative alterations in p53 expression and apoptosis in the irradiated rat small and large intestine. Br J Cancer 74:406–412, 1996

[2] Schlemper RJ, Riddell RH, Kato Y, et al. The Vienna classification of gastrointestinal epithelial neoplasia. Gut 47:251–255, 2000

[3] 大腸癌研究会(編). 大腸癌取扱い規約, 第9版. 金原出版, 2018

[4] 日本胃癌学会(編). 胃癌取扱い規約, 第15版. 金原出版, 2017

[5] Hida R, Yamamoto H, Hirahashi M, et al. Duodenal Neoplasms of Gastric Phenotype: An Immunohistochemical and Genetic Study With a Practical Approach to the Classification. Am J Surg Pathol 41:343–353, 2017

[6] 九嶋亮治, 向所賢一, 馬場正道, 他. 胃腺腫の病理診断—特に胃型(幽門腺型)腺腫について. 胃と腸 38:1377–1387, 2003

[7] Matsubara A, Ogawa R, Suzuki H, et al. Activating GNAS and KRAS mutations in gastric foveolar metaplasia, gastric heterotopia, and adenocarcinoma of the duodenum. Br J Cancer 112:1398–1404, 2015

[8] Sarbia M, Juttner S, Bettstetter M, et al. Serrated polyps of the duodenum. Three cases with immunohistological and molecular pathological findings. Pathologe 34:347–351, 2013

[9] Liu C, McKeone DM, Walker NI, et al. GNAS mutations are present in colorectal traditional serrated adenomas, serrated tubulovillous adenomas and serrated adenocarcinomas with adverse prognostic features. Histopathology 70:1079–1088, 2017

[10] Kwon MJ, Min BH, Lee SM, et al. Serrated adenoma of the stomach: a clinicopathologic, immunohistochemical, and molecular study of nine cases. Histol Histopathol 28:453–462, 2013

[11] Bosman FT, Carneiro F, Hruban RH, et al(eds). WHO Classification of Tumours of the Digestive System, 4th ed. IARC, Lyon, 2010

编辑后记

江崎 干宏 佐贺大学医学部附属医院光学医疗诊疗部

近年来，浅表型非乳头部十二指肠上皮性肿瘤（super ficialnon-ampullary duodenal epithelial tumor，SNADET）的诊断和治疗方案在学会里被频繁采用。在这一背景下，SNADET 的发现频率在增加，另一方面，内镜的诊断质量有时很难把控。此外，内镜治疗伴随的偶发症发生风险较高。再加上，选择手术时有时不得不进行诸如胰头十二指肠切除等侵袭度高的手术式等治疗上的问题。另外，从解剖学的特性来看，十二指肠中混杂着胃型肿瘤和肠型肿瘤，所以也有不能用统一的诊断标准来判定的病理方面的问题。其结果是，活检的正确诊断率不高，在决定治疗方针方面也存在不能成为充分依据的情况。在这样的背景下，本书是以获得目前一定的共识为目的而策划的，整理了 SNADET 的图像特征以及病理诊断基准的问题点。

矢作在序中，整理了 SNADET 内镜诊断、治疗的问题要点。在掌握了 SNADET 的问题要点之后，我们将进入主题。

在八尾的论文中，提倡结合十二指肠的低异型性上皮性肿瘤的性状表现和细胞增殖动态的腺瘤和癌的病理组织学的鉴别法。在理解本书的重要内容，“胃与肠”编委同病理医生进行的座谈会的关键点上十分重要。

牛久的论文分析了 SNADET 的临床病理学特征，胃型肿瘤好发于十二指肠近侧，在 SM 癌阶段也有呈现出血管浸润和未分化型组织形态的，提示了与高恶性度相关联的可能性。

平田的论文详细分析了 SNADET 及 SNADET 样病变的内镜观察结果。在该论文中，胃型肿瘤多被认定为伴随平面状的胃腺窝上皮样区域的孤立性隆起，而对于肠型肿瘤，多伴有上皮的白化，因此提示了这有可能成为两者的区别点。

辻的论文就 SNADET 中腺瘤和癌的鉴别，探讨了 NBI 扩大观察对此的诊断能力。在本研究中，由于将八尾等提倡的病理诊断算法作为金标准来使用，因此容易把握与病理组织学上的观察结果对应的内镜观察结果。

在吉水的论文中，将 12 例非乳头部十二指肠 SM 癌的临床病理学特征与内镜观察结果一起提出，在几乎所有的病例中都发现了胃型证据，也发现了高比例的淋巴结转移。

在座谈会的病例讨论环节中，在病例讨论中，以临床专家和病理学专家的病理诊断一致和不一致的病例为基础进行了彻底的探讨，研究了 SNADET 病理诊断的问题，对于病理诊断方法和标准，达成了一成程度的共识。在介绍几例病理组织学观察结果的同时进行的本座谈会，从临床医生的角度来看，也容易理解 SNADET 的病理组织学诊断的现状和今后的方向。这是一个精品企划，值得一读。

如上所述，本书详细登载了包含 NBI 扩大观察结果的 SNADET 内镜观察结果的特征，以及病理诊断的问题点和今后的努力方向，通过阅读这本书可以掌握有关 SNADET 诊断的最新知识。作为今后对十二指肠肿瘤以及肿瘤样病变的诊疗毫无疑问有帮助的一本书，我们在推荐它的同时，希望今后能够积累更多的知识，以便确立 SNADET 的图像特征和病理诊断标准。

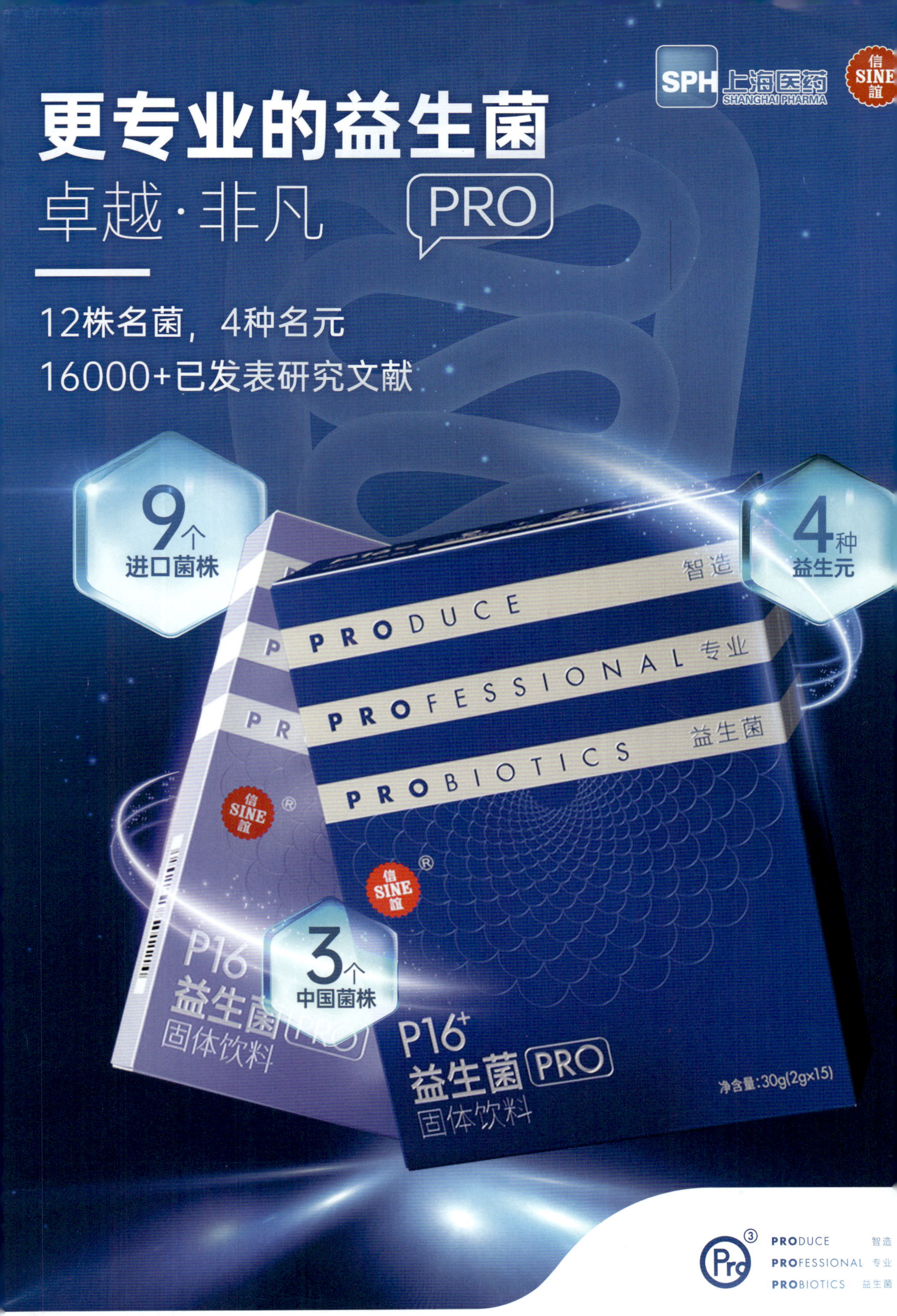
SPH 上海医药 SHANGHAI PHARMA
信 SINE 誼
更专业的益生菌
卓越·非凡 PRO
12株名菌，4种名元
16000+已发表研究文献
9个 进口菌株
4种 益生元
3个 中国菌株
PRODUCE 智造
PROFESSIONAL 专业
PROBIOTICS 益生菌
P16+ 益生菌 PRO
固体饮料
净含量:30g(2g×15)
PRODUCE 智造
PROFESSIONAL 专业
PROBIOTICS 益生菌